Silvana Serra
Mariel Serra
Mónica Brizuela

AUDICIÓN Y VOZ

Interpretaciones Fonoaudiológicas

Editorial Brujas

Editorial Brujas

Título: *AUDICIÓN Y VOZ. Interpretaciones Fonoaudiológicas*
Autores: Silvana Serra, Mariel Serra, Mónica Brizuela

```
Serra, Silvana
   Audición y voz : interpretaciones fonoaudiológicas  / Silvana Serra ; Mariel Serra ;
Mónica Brizuela. - 1a ed. - Córdoba : Brujas.
   142 p. ; 23x15 cm.

   1. Fonoaudiología. I. Serra, Mariel II. Brizuela, Mónica   III. Título
   CDD 612.78
```

© 2016 Editorial Brujas
1° Edición.
Impreso en Argentina

Queda hecho el depósito que marca la ley 11.723.
Ninguna parte de esta publicación, incluido el diseño de tapa, puede ser reproducida, almacenada o transmitida por ningún medio, ya sea electrónico, químico, mecánico, óptico, de grabación o por fotocopia sin autorización previa.

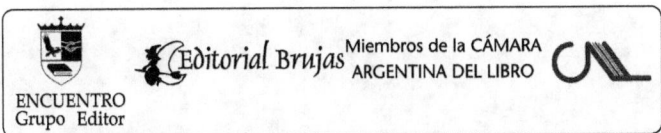

www.editorialbrujas.com.ar publicaciones@editorialbrujas.com.ar
Tel/fax: (0351) 4606044 / 4691616- Pasaje España 1485 Córdoba–Argentina.

Editorial Brujas

Agradecimientos

Al Dr Prof. Adrian Fuente.
A nuestras familias……
A la amistad que trasciende la disciplina y que permite creer y crear espacios de expresión de lo que somos y hacemos

Por la construcción y deconstrucción colectiva de la gestión del conocimiento con cimientos en la identidad y pertenencia disciplinaria

Colaboró en este libro la Profesora Licenciada María Bernarda Lucini, titular de la asignatura Odontoestomatología de la Licenciatura en Fonoaudiología FCM-UNC y en la Cátedra de Fonoestomatología en la carrera de Odontología en la Universidad Catolica de Córdoba

Editorial Brujas

Índice

Prólogo 9
Introducción 11

Primera parte: in put 15

Capítulo 1. Fonoaudiología 17
Comunicación en fonoaudiología 21
Circuito de la comunicación 24
Formatos de la comunicación 29

Capítulo 2. Audición y lenguaje en fonoaudiología ... 35
El aprendizaje de dos lenguas 36
Lenguas fónicas: Rasgos segmentales y suprasegmentales 42

Capítulo 3. Discriminación del Habla 51
Como se ven los sonidos del habla? 53

Capítulo 4. Audición 63
Que es escuchar? 63
Breves interpretaciones de la audición 65
Habilidades auditivas: 66

Capítulo 5. El fenómeno de la audición como una dimensión
de estudio fonoaudiológico 71
¿Qué señales acústicas se procesan auditivamente? ... 73
El evento acústico en el estudio de la audición 74
Segunda parte: out put 79

Capítulo 6 81
La voz y la comunicación 82
Audición y voz 84

Capítulo 7. Fonación y voz.. 93
Parámetros acústicos de la fonación 94
Características acústicas de la voz.. 95

Capítulo 8. Mecanismo de producción de los parámetros
vocales.. 99
1-Sistema de tensión y Altura de la voz. 100
¿Y qué es el falsete? 107
2- Sistema de masa e intensidad de la voz. 110
3- Sistema de cierre 113

Capítulo 9. El fenómeno de la voz y sus implicancias
diagnósticas 119
La voz como dimensión de estudio fonoaudiológico............... 121

Comentarios finales.. 131

Bibliografía... 133

PRÓLOGO

La literatura científica internacional crece a niveles inmensurables y se ha constituido en un recurso clave del quehacer profesional que permite la actualización constante de estudiantes y graduados. Lo que tiene directo impacto en su formación académica y en el desarrollo de competencias generales y específicas. Esta actualización implica el análisis crítico de la misma y la adecuada valoración de su relevancia profesional.

Este libro acerca e integra conceptos de diferentes vertientes, que buscan dar cimiento a la Fonoaudiología como profesión y como ciencia. En este sentido, se propone un abordaje reflexivo y fenomenológico desde lo conceptual. En este marco, los contenidos disciplinares se ven jerarquizados adquiriendo real magnitud y complejidad, en una construcción progresiva de los procesos biopsicosociales que definen la profesión. Consecuentemente, la obra deja tras ver un proceso de gestión del conocimiento con fines traslacionales claros. Además, los procesos de deconstrucción de los fenómenos propios de esta ciencia ponen al lego en una situación de asombro, no planteado en sentido emotivo, sino como detonante de una ruptura epistemológica para quienes provienen de otras áreas del conocimiento.

Como proyección tácita, se encuentra una visión competencial, preparando al lector para saber y saber hacer, promoviendo directamente capacidades y habilidades que son necesarias para la actuación profesional, revisando con suficiencia los saberes necesarios para este hacer competente y competitivo. Asimismo, resulta evidente la integración dialéctica asistencial-docente-investigativa, sin perder su valor didáctico. Por el contrario, su enfoque holístico es utilizado en la búsqueda de aprendizajes significativos. Dicha integración da respuesta al hecho ineludible de que los tres pilares se apoyan de manera recíproca, propendiendo al desarrollo y ejercicio de la Fonoaudiología en un contexto cognitivo enriquecido.

Así, surge la relevancia dual de este libro. Primero como fuente de formación para sus actores principales, los profesionales fonoaudiólogos, y segundo como interfaz para las otras Ciencias de la Salud que necesiten acercarse a la Fonoaudiología, sea en términos asistenciales como científicos. La interdisciplina y la transdisciplina son usadas como instrumentos operativos para un destino pedagógico, cuya instrumentación se configura de acuerdo a la población destinataria, adaptando los aspectos generales a las particularidades que esto implica.

La significación y resignificación de la información de este libro disminuye la brecha de la distancia entre lo teórico y lo práctico, abrazando una noción más profunda de esta disciplina en detrimento de la tendencia tecnificadora.

Dr Elio Andrés Soria
Docente e Investigador de la FCM-UNC y CONICET

Introducción

El desarrollo disciplinar fonoaudiológico se ha servido de otras ciencias en su evolución. Su génesis sin duda fue la mirada sobre lo patológico y su rehabilitación; lo que marcó su devenir histórico determinando como parte de la misión disciplinar un re descubrir la salud. En la construcción de la identidad profesional fonoaudiológica, ésto llevó a la necesidad de producir marcos conceptuales propios a partir de los que la nutrieron originalmente. También en ese devenir asumió un rol social y un compromiso ineludible hacia lo intrínsecamente disciplinar: la problemática de los procesos de Salud - enfermedad de la Comunicación humana, la convivencia con otras ciencias y la sociedad a la que sirve.

Esto llevó a modificar muchos paradigmas emergentes que definieron como "hacer" y ejercer la fonoaudiología. Así es como, la idea de la audición únicamente ligada al oído se fue superando desde las distintas miradas epistemológicas. En los años '50, Petar Guberina sostuvo que los sonidos son percibidos por el cerebro más que por el oído. Llega a esta conclusión luego de haber analizado a personas hipoacúsicas o sordas y a aprendices de nuevas lenguas orales, conjuntamente con especialistas en psicoacústica, psicólogos e ingenieros de sonido. Guberina determinó que al oír una señal sonora se percibe y se codifica sólo una parte del elemento que la constituye. Es decir, que un número limitado de frecuencias permite la identificación y la integración de la totalidad de la señal. De este modo, propone que si se entrena el cerebro aislando los elementos significativos de la señal acústica, los problemas de percepción auditiva pueden ser superados.

Este autor pone al descubierto las complejas y determinantes relaciones que tienen la función auditiva y el lenguaje, ampliando su psicofisiología más allá de lo que ocurre en el órgano sensorial periférico: el oído. Así el proceso de "in put" termina en el cerebro donde se da la asociación e integración de información variada.

Del mismo modo la manifestación de los indicadores que reflejan la comunicación y forman parte del "output" es la "materialización" en la voz resultante de la fonación. Para Belhau y Ziemmer la voz es una de las extensiones más fuertes de nuestra personalidad y si agudizamos nuestros sentidos reconoceremos que esta extensión es más profunda en su dimensión no verbal (altura, intensidad, cualidad vocal etc.) que en la verbal (estructura lingüística) En todas las situaciones de emisión podemos tener varios niveles de análisis de lectura vocal: lectura de los parámetros físicos, psicológicos, sociales, culturales y educacionales de un determinado hablante.

Se considera que los procesos de input y output sustentan la comunicación y pueden favorecer, obstaculizar, limitar, expandir o enriquecer la misma. Bajo esta perspectiva se conceptualiza la audición y la voz y su interrelación en el ejercicio profesional.

¿El porqué de este libro?

Por la variedad de realidades auditivas que demandan respuestas fonoaudiológicas entre las cuales están:
- *Sujeto que oye bien y escucha bien*
- *Sujeto que oye bien y escucha mal*
- *Sujeto que oye mal y escucha mal*
- *Sujeto que oye mal y escucha mal y está equipado o implantado y se adapta a la nueva realidad auditiva*
- *Sujeto que oye mal y escucha mal y está equipado o implantado y no se adapta a la nueva realidad auditiva*
- *Sujeto que no oye y no quiere oír*
- *Sujeto que no oye y no quiere oír pero su entorno si quiere.*
- *Sujeto que no oye y está equipado o implantado…..*
- *Por la variedad de realidades vocales que demandan respuestas fonoaudiológicas entre las cuales están:*
- *Sujeto que tiene una voz sana y disfruta usarla*
- *Sujeto que tiene una voz sana pero que no logra sentirse identificado con ella, ni esa voz le es útil en su vida personal o*

> *laboralmente*
> - *Sujeto que tiene una voz afectada y no la percibe de esa manera*
> - *Sujeto que tiene una voz afectada y la percibe de esa manera y no quiere modificarla incluso cuando no le es útil en su vida personal o laboralmente*
> - *Sujeto que tiene una voz afectada y la percibe de esa manera y quiere sanarla para lograr una mayor utilidad de ella en su vida personal o laboralmente*

...Y por muchas variantes más a las que se les debe un servicio o dar una respuesta.

Primera parte:

IN PUT

Capítulo 1

Fonoaudiología

La Fonoaudiología como disciplina surge del sincretismo de tres ciencias que aportan sus conocimientos llamadas *vertientes*. Ellas son las ciencias Biológicas, Lingüísticas y la Psicología. Muchos de éstos conocimientos conforman el saber del fonoaudiólogo a partir del cual genera conocimientos específicos y fundamentales para asumir su objeto de estudio y su compromiso con la Ciencia.

Asimismo los conocimientos que provienen de disciplinas con las que la fonoaudiología se vincula son los conocimientos ***relacionales***, que permiten comunicarse con otras ciencias y profesiones, por ejemplo, la Pedagogía. Luego se encuentran los conocimientos propios y comunes de las disciplinas de servicios como lo son los devenidos de la *Ética*. Finalmente los conocimientos ***propios*** definen la identidad de la Fonoaudiología. Por ejemplo, de la Biología toma *un aspecto biológico de lo fonoaudiológico, etc.* (Serra et al, 2012)

En la construcción de **identidad Fonoaudiológica** se busca identificar, caracterizar y transpolar el objeto de estudio a una mirada sobre el concepto de salud fonoaudiológica así como el reconocimiento de la patología y acciones hacia la rehabilitación con estrategias y recursos propios.

Al interior de la Fonoaudiología ésta construcción es heterogénea. Existen áreas de estudio que refieren a aspectos de la comunicación como la Audición, Lenguaje, Fonoestomatología y Fonación que favorecieron el desarrollo del conocimiento específico y pormenorizado dando lugar a prácticas cada vez más especializadas.

Existen, por otra parte, situaciones contemporáneas que modifican la calidad de vida y los procesos de comunicación impactando en el concepto de salud fonoaudiológica. Hábitos de consumo de tóxicos, medios de comunicación más sofisticados, exigencias cognitivas, condiciones laborales, y otras que conforman problemáticas emergentes que ameritan atención disciplinar muchas veces con una visión integral y generalista.

La revisión y actualización permanente del conocimiento en orden a las modificaciones que se generan en la calidad de vida de las personas requieren la creación de estrategias de reforzamiento de la Salud y construcción integrales de soluciones hacia el siglo XXI.

En síntesis: la construcción de la Identidad fonoaudiológica supone generar avances científicos en la actualización de conocimiento, asumir roles profesionales en nuevos espacios laborales y responder con sensibilidad a la demanda de la comunidad.

En consecuencia se espera que sea la disciplina la que reconozca qué servicios son oportunos, pertinentes y necesarios, cuáles pueden prestarse atento a los cambios sociales de inclusión y cómo redefinir roles e inserciones tanto de los actores sociales como de los agentes sanitarios.

Para lograr esta misión es preciso que la fonoaudiología revise y recupere algunos marcos conceptuales. Al respecto Martínez Celdrán, E. (2003) rescata la mención de Sapir E. (1921) del lenguaje como método humano y no instintivo de comunicación se adquiere y desarrolla mediante un sistema de símbolos que producidos deliberadamente requieren primariamente de la percepción auditiva para que los órganos del habla los ejecuten. El autor menciona al oído como una ventana para el cerebro, el cerebro también el encargado de transmitir a los órganos de la fonación una imagen de construcción neuropsicoacústica que se manifieste mediante las ondas sonoras construidas en el tracto fonoarticulatorio. Éstas a su vez serán interceptadas por los órganos articulatorios del habla con los distintos formantes y características de cada fonema encadenado en el segmento de la palabra y estructuradas relacionalmente en la frase.

Estos aspectos evidencian el valor del sonido como fenómeno físico y los mecanismos neurofisiológicos que el ser humano requiere para procesarlo. Estos procesos son propios de lo auditivo (como input) y fonatorio (como ouput).

Este fenómeno físico del sonido se corresponde también con un dominio psicoacústico desde el punto de vista de la lengua fónica: un aspecto fonológico que hace referencia a las funciones del sonido en la lengua y las relaciones entre los fonemas y un aspecto fonético con dos caracterizaciones.

La fonética articulatoria analiza el proceso de producción de los sonidos del habla, la pronunciación desde el punto de vista del dominio fisiológico.

La otra caracterización es el dominio físico, que hace referencia a la *fonética acústica* que da soporte al mensaje y se estudia a través de las cualidades de las ondas sonoras y los distintos parámetros de análisis.

Como se retomará luego, los sonidos se agrupan en una cadena hablada formando la unidad de la sílaba. Los sonidos que tienen mayor abertura y sonoridad son por lo general los que constituyen el núcleo de la silaba, desde donde se puede apreciar que la combinación más frecuente se dá con la vocal comportándose como tal (núcleo). Pero existen otras combinaciones que a continuación se muestran algunos ejemplos.

Tabla 1: Tabla de ejemplos de combinaciones fonemáticas en las sílabas

Estructura de la silaba	Interpretación
CV	Consonante- vocal
CVC	Consonante- vocal- consonante
CLV	Consonante- liquida- vocal
CGV	Consonante-glide (elemento de diptongo)-vocal

Los rasgos fónicos pueden ser analizados entonces como fenómenos acústicos a través de las ondas sonoras. Así el sonido es un movimiento vibratorio con una serie de concentraciones y enrarecimientos que se pueden transmitir en cualquier medio elástico. Para el habla el medio de transmisión elástico es el aire. Las concentraciones de las partículas de aire encuentran su representación en el siguiente esquema:

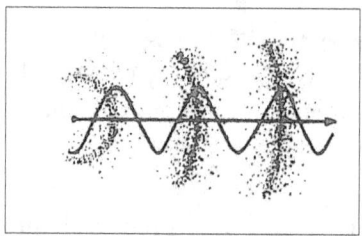

Gráfico 1: Concentraciones y desconcentraciones de las partículas de aire y su correlato en la representación de ondas. (Martínez Celdrán, El sonido en la comunicación humana. Introducción a la fonética. Editorial Octaedro. Segunda edición revisada. 2003p. 55)

La onda como vibración posee las características de un fenómeno periódico que son periodo o duración, frecuencia y amplitud. Un ejemplo es la nota musical LA_3 que tienen una frecuencia equiparada de 440 Hertz (440 oscilaciones en un segundo). Pero el período expresado por Martínez Celdrán es exactamente de 0,00227 segundos, es decir un poco más de 2 milésimas de segundo. La amplitud de la onda será medida en decibeles:

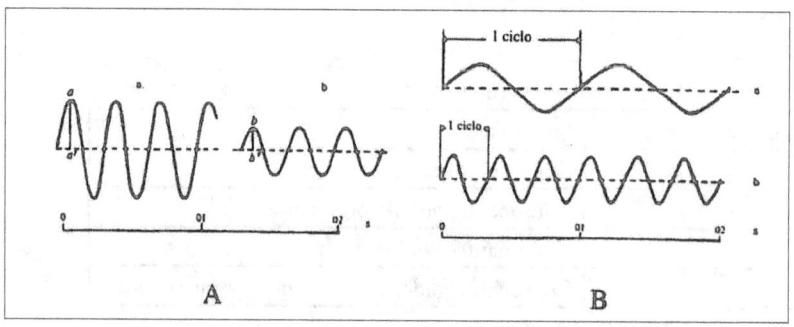

Gráfico 2: A. ondas de igual período y distinta amplitud. B. ondas de distinta amplitud y distinto período. (Martínez Celdrán, El sonido en la comunicación humana. Introducción a la fonética. Editorial Octaedro. Segunda edición revisada. 2003p. 56)

Desde la acústica del habla los formantes se analizan como las frecuencias naturales del tracto vocal. Las vocales tienen un comportamiento fundamental en la percepción del habla y analizadas desde el punto de vista acústico y producidas aisladamente se puede reconocer la siguiente información.

Tabla 2. Patrón de formantes de las vocales del español rioplatense (Furmanski, 2003)

	F_1 (Hz)	F_2 (Hz)	F_3 (Hz)
/u/	358	730	2570
/o/	528	897	2723
/a/	905	1451	2670
/e/	442	2310	2879
/i/	310	2530	3327

Para culminar se propone una adaptación sobre el procesamiento de la información que evidencia un output elocutivo, expresión verbal del habla.

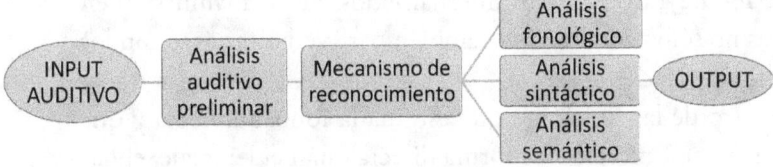

Esquema 1: Adaptación de la percepción como procesamiento de la información. Martínez Celdrán 2003

Comunicación en fonoaudiología

Diversas disciplinas abordan aspectos de la comunicación como objeto de estudio. Muchas la asumen como un fenómeno colectivo, otras como un hecho individual de interacción y relación con otros. Etimológicamente proviene del latín "comunis" que significa "común". De allí que comunicar signifique transmitir ideas y pensamientos con el objetivo de ponerlos "en común" con otro. Esto supone la utilización de un código de comunicación compartido.

Existen diferentes puntos de vista: como fenómeno filogenético, es decir, en la evolución de las especies y como fenómeno ontogenético en la evolución individual del ser humano. La comunicación está inicialmente motivada por necesidades básicas y a posteriori por otras más sofisticadas a consecuencia de la maduración y desarrollo del individuo en su realidad biológica, psico–emocional y social. Más aún, si consideramos la inserción del individuo en un medio social, cultural y el flujo de información circulante, el concepto de comunicación se amplía y alcanza a los soportes que suman complejidad a los procesos comunicativos, desde la escritura hasta la tecnología, pasando por los medios masivos de comunicación.

¿Desde qué perspectiva aborda la fonoaudiología al fenómeno de la comunicación humana?

Desde el paradigma fonoaudiológico se analizan los recursos necesarios para que la comunicación se genere, ejecute y manifieste. Aquí la perspectiva es sobre el sujeto, como un fenómeno individual que remite a los procesos internalizados que se manifiestan en conductas no sólo verbales, sino también para verbales como son los gestos, miradas, etc.

Dentro de las funciones que estudia la fonoaudiología y que remiten a la comunicación en forma directa están el lenguaje, el habla, la voz y la audición. Se incluyen otras funciones que a priori distan de estar relacionadas con la comunicación. La deglución y la respiración, por ejemplo, son parte del estudio fonoaudiológico (aspectos fonoestomatológicos) como sostén y soporte de otras que sí son claramente comunicación.

Es fundamental reconocer brevemente, las diferencias y significatividad de cada aspecto de estudio de la comunicación fonoaudiológica.

Lo primero será reconocer el *lenguaje* como la facultad del hombre que le permite comunicarse, pensarse y regular su conducta. Se estructura y desarrolla a partir de la *lengua*. Es un fenómeno social y general, colectivo, y propio de los grupos de individuos que la utilizan. Se la puede mencionar como un sistema de signos gestuales, orales y escritos que según reglas del mismo sistema se combinan y oponen, relacionándose. Este sistema está de acuerdo a la comunidad social en la que el individuo se inserta y a la que pertenece y que a través de una ejecución individual permite la expresión del lenguaje. Esta expresión individual la logra a través del *habla*, como materialización del mismo. El habla es un acto concreto e individual que mediante movimientos precisos generan sonidos que reproducen los sonidos de la lengua.

En el caso de una lengua oral, los movimientos serán ejecutados por el complejo fonoestomatognático que incluye boca, faringe, laringe y parte de las estructuras del sistema respiratorio. En el caso de la lengua de señas los movimientos son de las manos en relación al cuerpo desde donde cada mensaje se transmite y se subordina al lenguaje, es otra manera de materializarse.

Ahora bien, el individuo se apropia progresivamente de la lengua desde que nace y convive en su núcleo social utilizando canales de información que colaboran con el desarrollo del lenguaje. El niño pequeño desarrolla esta función progresivamente. En el adulto, el habla puede expresar el lenguaje y logra ser el instrumento perfecto que permite manifestar la magnitud del lenguaje. Para ello el individuo debe haber logrado una expansión de modalidades de expresión y comprender las que su lengua como sistema puede ofrecerle. El habla se servirá de la *voz*, de la información propioceptiva oral y auditiva y de las distintas experiencias comunicativas del niño con su lengua. Este instrumento servirá al lenguaje para su máxima expresión luego que funciones primarias (pre-lingüísticas: respiración, succión, sorbición, masticación, deglución, entre otras) y de soporte (complejo fonoestomatognático y sistema postural) hayan colaborado en su adquisición, proceso y complejización.

El individuo trae consigo cierta predeterminación genética en las funciones y procesos que llevan a cabo la comunicación. También requiere del desarrollo en contacto con el medio para optimizar las funciones que la llevaran a cabo eficazmente. La eficacia estará ligada a la función, su desarrollo y el uso hábil del código sobreimpuesto por la sociedad a la que pertenece.

Circuito de la comunicación

La comunicación puede ser analizada a través de circuitos, en los que una persona puede ser emisor o receptor. Puede comunicarse con una o varias personas, en ese caso se denomina comunicación interpersonal. También puede comunicarse consigo mismo en el acto de pensar o regular su conducta en una actividad determinada. Se la menciona comunicación intra personal. Aquí la persona es emisor y receptor. Tanto para la comunicación intra o interpersonal, el individuo dispone de funciones propias vinculadas a la comunicación, como lo son el lenguaje, la audición, la voz, el habla y funciones de soporte. (Serra SV, 2008)

La comunicación se analiza siempre en un circuito establecido, definido a través de la transmisión de mensajes. Se transmite información desde un emisor a un receptor, modificándose el estado inicial y final de ambos y de todos los componentes del circuito. La modificación de cada parte del circuito se produce siempre, incluso en la comunicación de uno mismo. Esta modificación guarda íntima relación con el control que ejerce el emisor sobre el mensaje que se transmite y el control que ejecuta el receptor sobre el mensaje decodificado. Si el control no existe o existe de manera parcial o limitado el emisor puede: no emitir el mensaje que desea, emitir el mensaje y no saber si el receptor lo recibió, desconocer que el emisor lo recibió y cómo lo hizo ó desconocer el alcance y la magnitud de la recepción y decodificación del mismo.

El control del proceso de la comunicación se desarrolla en paralelo al desarrollo de las funciones que operan para hacerla efectiva. Estas funciones en Fonoaudiología son las dimensiones de su objeto de estudio. Ese desarrollo se da en la verificación permanente de la fidelización y de la progresiva apropiación del código aceptado para transmitir información y las conductas que son pertinentes en la sociedad en la que está inserto el individuo en cuestión.

Existe en el individuo adulto un control, especialmente, sobre la comunicación verbal. Hay, entonces, una verificación permanente entre la idea que el emisor quiere expresar y la que finalmente expresa. En el niño por ejemplo, debido a lo progresivo del proceso de adquisición de funciones como el lenguaje, puede haber en la intención o idea a expresar, una materialización imperfecta que lleve a que él diga: peto por perro, en relación a lo que la comunidad consensúa denominar al animal de cuatro patas, perro.

El control es un elemento intrínseco de los individuos que intervienen en el circuito de la comunicación y es el elemento verificador y regulador de cada conducta que un individuo despliega. Incluso cuando pensamos, es decir, en la intracomunicación, hay un control y una regulación de lo que se piensa: en el caso que el individuo esté pensando o hablándose a sí mismo, o pensar en lo que se está haciendo, por ejemplo cuando una persona está regando su jardín. Siempre hay un control evaluador de la performance del rol que se está interpretando en el circuito (emisor-receptor) y de la verificación de información que se está transmitiendo.

La comunicación es entonces un proceso complejo, en donde todo individuo conectado con su medio la manifestará de manera consciente y premeditada y en otros momentos de manera inconsciente y espontánea.

Según el modelo de Circuito de Shanon y adaptado por Jackobson podemos identificar dentro del circuito los siguientes elementos: emisor o destinador, receptor o destinatario, canal o contacto, código, mensaje y referente o contexto. (SerraSV, 2008)

Queda incluído particularmente el control como elemento sobre impuesto al circuito originario, como variable tácita e intrínseca al individuo que se comunica tanto en la intercomunicación como en la intracomunicación.

Como ya se mencionó existen dos tipos sustancialmente distintos de comunicación. Una que involucra por lo menos a dos personas, que es la inter-comunicación o contacto interpersonal, y la otra que involucra especialmente a un solo individuo y es la intracomunicación o contacto intrapersonal.

Pensando en ese sentido, Mercado y Vera, (2000) proponen una manera de medir las conductas cotidianas como expresiones de la comunicación en estos dos aspectos. El aporte de esta propuesta radica en que la Fonoaudiología muchas veces se enfrenta a una persona que ve obstaculizada sus posibilidades comunicativas en alguna o varias de las funciones o dimensiones de su incumbencia. Se sugiere que, la comunicación se puede ver en cada conducta o comportamiento que una persona realiza. Estos comportamientos son actividades que se realizan y tienen un impacto social e individual. Las mismas pueden ser identificadas en grados de especificidad, es decir, cómo se comportan los participantes. Estos grados se vinculan al tipo o manera de transmitir la información, a los roles que despliegan los participantes, al dinamismo mismo del circuito de comunicación, entre otros aspectos. Por ello se reconocen tres grados que van del intercambio activo de roles (emisor-receptor) a la atomización de un rol en una actividad determinada. Los grados de especificidad son alto, medio o bajo.

Cada comportamiento genera espontáneamente un circuito, ubica al individuo en un rol y es allí donde podemos analizar de qué grado es.

Hablamos de alta especificidad cuando el emisor y el receptor son dos personas diferentes, participan alternando los roles de enviar y recibir mensajes. Estos roles se alternan bajo leyes intrínsecas del circuito, es decir lo hacen por turnos. Uno pregunta, el otro responde y se reinicia el circuito. Es lo que Leavit denominó comunicación recíproca, la misma se caracteriza por un feedback, requiere presencia del otro, que puede ser física o mediatizada por algún medio de comunicación (el teléfono, por ejemplo) y una relación, que puede ser lenta por los turnos de interlocución. Exige un control masivo de quien emite mensajes, reconoce la fidelidad del mensaje codificado, el que finalmente se transmitió y el que se recibió y decodificó por un receptor.

En el circuito de media especificidad el emisor emite un mensaje y el receptor lo recibe, pero existe un escaso intercambio de roles, no hay gran reciprocidad. Los integrantes del circuito pueden estar en distintos lugares, no necesitan estar simultáneamente conectados para emitir o recibir el mensaje, es decir, lo pueden hacer en distintos tiempos y el mensaje puede ser emitido y recibido de manera diferida. Leavit la denominó comunicación lateral, es una comunicación en un solo sentido de manera predominante, puede haber o no feedback, es por eso que la vuelve más veloz a la hora de medir la transmisión de información pues no pone énfasis en la comprensión del mensaje. El receptor puede quedar insatisfecho pues el mensaje no fue de su agrado, o no lo comprendió o puede incluso ser descontextualizado, pues el contexto lo genera el emisor. El control es intermedio pues lo acciona el emisor sobre el mensaje que está emitiendo.

Un ejemplo de ello, es ésto que Usted está haciendo. Usted lee algo que el autor escribió hace tiempo. Ambos están en comunicación pero no simultáneamente, sino en forma diferida.

El último circuito es el de baja especificidad, aquí el sujeto se expresa a través de un comportamiento. El control puede ser escaso y no manifiesto por parte del emisor. Puede ser interpretado o no como mensaje. Intención no manifiesta. El código es no verbal exclusivamente. El pensamiento verbal regula el comportamiento. Roles poco explícitos o tácitos. Intracomunicación regula comportamientos (Vigotsky) y resuelve problemas (Azcoaga). Serra SV (2009) menciona que este último es mixto pues baja la especificidad en el intercambio con el exterior pero sustenta igualmente con los procesos cognitivos intrínsecos del sujetos el proceso de comunicación.

Ahora bien, ¿cómo se comportan los distintos componentes del circuito?

En un circuito clásico de alta especificidad, por ejemplo: el emisor: codifica y transmite, luego controla y evalúa lo informado. El receptor: recibe y decodifica lo recibido y también lo controla y lo verifica. El código es el lenguaje oral. El mensaje es el contenido informativo. La motivación es el fin intrínseco. El contexto es el lugar donde se manifiesta el circuito, entendido como lugar físico o virtual que lo sostiene. Las actividades relacionadas con la especificidad del circuito son visitar amigos, hacer compras, jugar con otros, conversar, ir a fiestas, hablar por teléfono, realizar deportes.

Las actividades como mirar televisión, escuchar radio, leer, rezar, ir a misa, escribir o recibir cartas pueden no ser evidentes circuitos de la comunicación pero las autoras las mencionan como de media especificidad. Por último las de baja especificidad con actividades tales como cuidar plantas, o animales, hacer manualidades, tocar instrumentos, hacer tareas de limpieza o domésticas. (Serra SV, 2008)

En la comunicación que estudia el fonoaudiólogo, sin dudas, el papel de predominancia y protagonismo lo tiene el lenguaje. Es lo que comúnmente llamamos la comunicación verbal, es decir, implica el uso en todos los comportamientos de una función cognitiva que se aprende por estimulación del medio social y que el individuo al nacer trae una impronta genética que lo predispone a aprenderlo.

Este lenguaje le va a posibilitar pensar, estructurar y regular su conducta verbal y no verbal. Esta última, entendida como comunicación desde que el individuo nace hasta su muerte.

El lenguaje será un elemento que le permitirá a la persona alfabetizarse en el código lecto-escrito de manera espontánea o a través de un proceso de escolarización formal. Pero, al citar al lenguaje, el circuito del que veníamos hablando toma determinado perfil de acción, poniendo en juego algunas funciones biológicas y psicológicas del individuo más que otras. Se lo vincula más a circuitos de alta y media especificidad y podemos citar algunas de las siguientes características:

En esos procesos se prioriza la captación principal o ingreso de la información por medio del sistema auditivo y visual.

El receptor recibe el mensaje como producto del habla del emisor que construye un mensaje a través del código lingüístico convenido socialmente. Pero ambos participantes regulan el proceso de comunicación con información que ingresa a ellos por medio de su sistema visual, es decir: gestos, ademanes y miradas que ambos se intercambian y que determinan la manera en que se emiten, regulan y reciben los mensajes, pero más aún, cómo los interpretan.

Esta comunicación, no es más que otro aspecto de la comunicación global que estudia la Fonoaudiología, es lo que se llama comunicación extraverbal o paraverbal, en la que además de los ademanes, está el contexto comunicativo. Es decir, el lugar físico-social e histórico (valor del tiempo o momento en que se da la comunicación), en el que este circuito se pone en juego y transmite la información. El contexto también es una convención social. Hay maneras de comunicar determinada información según el lugar y momento en que se lo haga.

Cada aspecto del circuito funciona autorregulando al proceso, lo que garantiza, limita o lleva al fracaso el tránsito de la información y la comunicación como fenómeno de acuerdo y encuentro cognitivo social de dos personas.

Formatos de la comunicación

Para la fonoaudiología también existe el análisis ligado a lo psicoacústico acerca de la carga de información sonora del mensaje de la comunicación expresado a través de formatos. Los formatos se vinculan con los circuitos de alta, media y baja especificidad, pues permiten una re-estructuración a partir de ellos.

Un formato se estructura reduciendo la dinámica del intercambio de roles y disminuyendo la variabilidad de información que se expresa en cada mensaje. De hecho un *lego, aprendiz* o *novato* en algun codigo especifico deberá recurrir a un formato limitado o como se explicará más adelante cerrado, donde solo podrá asumir un circuito de mediana especificidad que lo colocará atomizado como un emisor improvisado o como un receptor acotado a mensajes que escasamente puede decodificar.

- Los mismos se hacen visibles entendiéndose desde:
- la idea de estructuración de roles preestablecidos (emisor-receptor),
- de dinámica interna del circuito que permite la modificación de los roles de cada participante del circuito y la alternancia para transmitir mensajes e información.

Los formatos desde la visión del intercambio de información elocutiva remiten a la doble carga de la misma, por un lado la carga acústica determinada (en lenguas fónicas) y por el otro el significado lingüístico entre emisor y receptor. Este intercambio debe hacerse no sólo consensuando el código y el canal propio del circuito sino también en cuanto al contenido del mensaje. Es decir hay un acuerdo en mantener el mensaje dentro de una cápsula de **certidumbre** de qué se dice y qué significa lo que se dice. El formato cobra notoriedad, pues la información puede ser procesada por el receptor pues existe un limitado grado de posibilidades de que se exprese en determinadas palabras (con alta redundancia) que él conoce o puede reconocer en el mensaje del emisor. Hay por tanto una predictibilidad en la transmisión y comprensión de esa información. Los formatos marcan el nivel de certidumbre de un sujeto para operar un código incluso cuando el mensaje tenga parte de la información degradada, limitada o ausente. Un sujeto puede oír y no entender lo que se le dice. Por tanto la información que se transmite en el mensaje y su nivel de redundancia o garantía de predictibilidad hace que sea comprensible o decodificable para el receptor el contenido de lo que se transmite.

Los formatos se dividen según el grado de predictibilidad como se explicara antes, siendo el abierto, el formato donde la información no está acordada, ni pautada, y que el contenido de los mensajes es de alta incertidumbre e impredictibilidad. Para ello, el sujeto receptor dentro de este circuito debe apoyarse en claves propias de sus sentidos y en el conocimiento del código (lengua) que se está utilizando para procesar el mensaje y mantener la comunicación.

En un sujeto aprendiz de segunda lengua que esté interviniendo coloquialmente en un intercambio en la lengua no materna, la audición de los mensajes orales no sólo implica oírlos sino procesar el contenido del discurso del emisor cotejando con su nivel de aprendizaje del código nuevo (segunda lengua). Esto lleva a que aprendices iniciales no logren comprender mensajes en estos formatos de comunicación por su limitado conocimiento de la lengua. Lo opuesto ocurre con sujetos con conocimiento avanzado en una segunda lengua no materna, que intervienen en situaciones comunicativas usándola sin ningún tipo de pauta, condición, o estructura, incluso hablantes de la lengua sobreimpuesta (L2) aprendida como segunda o tercera lengua, exponiéndose a nativos de la lengua destino y no nativos bilingües con alto nivel de incertidumbre e impredictibilidad, volviendo flexible y dinámica los roles de la comunicación siendo emisor y receptor indistintamente (usuario competente con nivel súper-intermedio o avanzado en inglés).

En el caso de personas con déficit auditivo, esto se complejiza más, pues en el caso de sujetos con sordera de nacimiento su código o lengua materna es la gestual por lo que, la trasmisión de información acústica-verbal de la lengua oral para ellos se decodifica con señales visuales no auditivas. Por lo que la incertidumbre de lo que se transmite como mensaje aumenta mucho, por las capacidades de ser procesado con recursos adecuados. Cuando un sujeto con problemas auditivos es equipado con audífonos o recibe un implante con una prótesis coclear o de tronco, este formato se torna abierto. Esto evidencia el alcance de lo auditivo si el sujeto logra operar en comunicaciones formales o informales las señales acústicas verbales.

El formato opuesto al abierto será pues el formato cerrado, donde se minimiza el nivel de incertidumbre y el sujeto opera la actuación coloquial a través de diálogos altamente predecibles, con vocabulario conocido y limitado, que el receptor sabe que se va utilizar y está pre-acordado. Esto lleva a proformas de expresiones donde los imprevistos comunicacionales se desestiman.

El sujeto con un nivel de adquisición inicial o usuario básico de una segunda lengua para operar con ella, puede recurrir a reproducir fórmulas pautadas incluso monopolizando la actitud del emisor en la situación comunicativa, para evitar una escucha comprensiva de su interlocutor si el formato tiene contenidos que llevan a la incertidumbre.

Volviendo a la comunicación de personas con déficit auditivo y con apoyo ortésico ó protésico para compensarlo, este tipo de formato permite limitadamente la aceptación progresiva, el procesamiento auditivo confiable en el flujo acústico verbal propio de la comunicación oral, por lo que se requiere acuerdos sobre el contenido de los mensajes que se intercambiarán. Es decir que *saber de que se está hablando*, con pautas desde una lista cerrada de posibilidades y así aprender a procesarlo sólo con la aferencia sensorial auditiva adaptada o modificada con implantes cocleares o de tronco. Así se lo estipula a nivel terapéutico, pues para el sujeto sordo no es natural y existe una falta de apego a la comprensión de la señal acústica-verbal sin soporte visual. Más aún, es un necesidad que para aprender a escuchar use progresivamente la función auditiva que se habilita, dándole confianza y certezas, por lo que este formato, es preliminar en la actividad terapéutica fonoaudiológica de estos pacientes, que tiene la vía visual como soporte de comprensión de la trasmisión de los mensajes en general incluso los acústicos, con la lectura labial como complementaria a su código o lengua materna gestual.

> *Cuando un sujeto desarrolla las habilidades auditivas para operar en formatos abiertos decimos que es un usuario independiente por aprendizaje avanzado del código y confianza en el sensorialidad auditiva procesal de la información que se le presenta como mensaje.*

Estos formatos son fundamentales para estructurar acciones diagnósticas y terapéuticas en personas con déficit auditivo. Expresan la libertad y el apego como así también la naturalización y aceptación de la función auditiva compensada como portante de información para comprender la comunicación.

Así, se considerará que un sujeto con implante coclear que solo puede operar en situaciones comunicativas con formatos limitados o cerrados intervendrá en la vida cotidiana en actividades que lo llenarán de confusión y apelando a la lectura labial o a claves visuales para comprender lo que no puede decodificar por vía auditiva ya sea por falta de adaptación, de apego o aceptación, llegando así la información acústica-verbal a proveer incertidumbre que no puede compensar procesalmente.

> *Entonces, cuando un sujeto no logra desarrollar las habilidades auditivas para operar en formatos abiertos y debe actuar estrictamente en formatos cerrados, empobreciendo los*

ambientes coloquiales; es un usuario básico o aprendiz del código o lengua sobreimpuesta. Es el caso de los individuos sordos que como lengua matriz tienen la lengua de señas y como segunda lengua tienen una lengua fónica. Si manifiesta una desconfianza en su sensorialidad auditiva (ya sea por un equipamiento ortésico ó protésico) el procesamiento de la información acústica de los mensajes ponen en riesgo el éxito de logro del código nuevo en adquisición pues puede fosilizar la interlengua fónica que se está construyendo.

Los formatos y los roles que juegan los sujetos en torno a las situaciones comunicativas ponen en evidencia el grado de independencia y autonomía sobre la cual estas situaciones transmiten la información de los mensajes y la capacidad de procesamiento que los sujetos intervinientes tienen para analizarla. También reflejan el alcance de los riesgos comunicativos que puede asumir un individuo ante un nativo del código del que es aprendiz o que se le dificulta por cuestiones de procesamiento auditivo, en el caso de lenguas fónicas.

Existe una transición de un formato cerrado a uno abierto que se denomina semi cerrado o semiabierto según grado de incertidumbre que se integra paulatinamente a las situaciones coloquiales, estas se enriquecen y provocan mayor complejidad procesal tanto en la información acústica como lingüística. Esto lleva al integrante aprendiz o novato del circuito a un mayor dinamismo y especificidad y lo aleja del riesgo de *fosilización*. La fosilización es un término propuesto desde la psicolingüística en relación a aprendizajes de una segunda lengua. En este aprendizaje se reconocen etapas del proceso donde el sujeto o aprendiz realiza un constructo a partir de la lengua nativa llamado *interlengua* hasta el completo dominio de la segunda lengua. En éste proceso la fosilización es el estancamiento o el no progreso hacia la lengua meta u objetivo y se manifiesta con errores propios de la interlengua que no están presentes en la segunda lengua. En conclusión, cuando la interlengua del aprendiz se estanca, es decir no se desarrolla en las habilidades de leer-escribir y escuchar-hablar propio de lenguas fónicas, se producen la *fosilización*, que puede ser erradicada a través del aprendizaje y la estimulación en la lengua meta enriqueciendo las situaciones coloquiales a las que el sujeto se expone. (Lopez Varón A. 2009)

Es extrapolable a otras habilidades producto de aprendizajes formales en ámbitos académicos o estimulados en contextos terapéuticos. Entonces, retomando la idea de la apertura progresiva a la imprevisibilidad de los formatos se confirma que cuanto más abierto el formato de comunicación, menor riesgo de fosilización en las habilidades que en él se manifiestan.

Apoyándose íntegramente en su procesamiento auditivo un usuario en desventaja, por ejemplo, equipado con audioprótesis y que apela a la lectura labial para completar la comprensión de lo que escucha, asume un mayor riesgo comunicativo al prescindir del apoyo visual en la transición de diálogos en formatos cerrados a los abiertos. El riesgo de fosilización merece atención en aprendices de nuevas lenguas fónicas que logran interactuar sin traducir a la lengua madre, pensando en el idioma en el que operan y sin ayuda de otros soportes como traductores on line, diccionarios etc. (Serra SV 2014 en prensa)

Existen dos maneras complementarias de abordar la comunicación: **circuitos** de la comunicación o actividades de intercambio de información y **formatos de comunicación.** Gráficamente se pueden sintetizar de la siguiente forma:

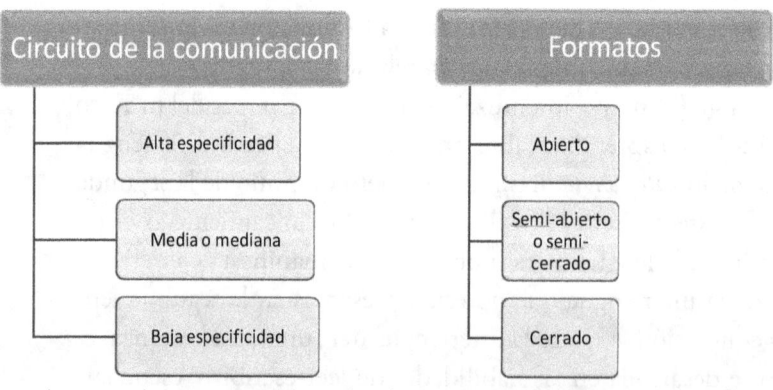

Esquema 2: Interpretacioes de la comunicación

Capítulo 2

Audición y lenguaje en fonoaudiología

El lenguaje y la audición, en tanto áreas inherentes a la fonoaudiología, protagonizan la adquisición, el desarrollo y el desempeño de la comunicación oral en una lengua madre (en adelante L1). Estas dos funciones en un individuo colaboran en la adquisición, desarrollo y desempeño comunicacional oral. El lenguaje y la audición requieren hoy desde la Ciencia un abordaje bioquímico, neuro-anatómico, neuro-funcional, psicológico y lingüístico, entre otros. Requiriendo una visión muy integrada a pesar de que cada definición devenida desde esos campos pueda diferir. Las coincidencias aportarán la comprensión de las dinámicas procesales y conductuales de estas dos funciones en el desempeño comunicativo del individuo.

Hoy desde el enfoque inclusivista los sordos son parte de una minoría lingüística con su lengua de señas como medio de comunicación y algunos no quieren escuchar pues no se sienten incompletos, ni que padecen una enfermedad que hay que curar. Esto impacta significativamente a las disciplinas que los asisten pues deben apropiarse de una salud dinámica y autodefinida más que escrita en antiguos tratados de medicina.

Cuando un individuo se expresa o comprende un idioma lo hace procesando un léxico o vocabulario y también una organización secuencial entre los componentes del idioma (fonemas, palabras, componentes de la oración). Hay bases neurocognitivas que lo posibilitan y son propiamente del lenguaje. Cuando un individuo adquiere una lengua materna (L1) siendo ésta predominantemente oral, su adquisición y desempeño está determinado por el procesamiento auditivo del *flujo acústico*.

El desempeño comunicacional combina rasgos segmentales y suprasegmentales. Los primeros son unidades distintas y sucesivas, los fonemas o las sílabas, que desde la cadena de sonidos que componen un sintagma o palabra manifiestan tránsitos o transientes entre ellos. Muestran un contorno acústico-articulatorio en el habla expresados en fonemas consonánticos y vocálicos. Este contorno contiene la posibilidad de analizar un balance espectral donde se puede observar la distribución de la energía acústica en cuanto a la amplitud de un sintagma dado. Los rasgos suprasegmentales son el acento, ritmo, duración y la prosodia o entonación y serán abordados más adelante.

El lenguaje pues, se puede expresar con lenguas fónicas (español, inglés, etc) y se materializa en un flujo acústico-articulatorio por medio de una sinergia precisa de mecanismos fonatorios y movimientos musculares articulatorios del complejo fonoestomatognático, que son los sonidos del habla. Las lenguas fónicas están compuestas por fonemas. Los fonemas sordos son eventos aperiódicos por la carencia en la actividad de las cuerdas vocales, en tanto que los fonemas sonoros son periódicos por la presencia de la mencionada actividad.

El aprendizaje de dos lenguas

La lengua a la que un niño se expone desde que nace y que se *habla* en su entorno se la denomina lengua matriz, lengua nativa y se la menciona como L1. En el proceso de adquisición cerca de los 10 meses de edad sobreviene un proceso de selectividad, de rescatar y estimular la producción de sonidos del habla circundante, que luego operan como filtrado para sonidos extraños a su lengua materna. Cuando sobreviene un aprendizaje de otra lengua a la segunda adquisición se la menciona como lengua meta, lengua objetivo, segunda lengua, lengua no nativa y se la menciona como L2. Este nuevo aprendizaje deberá permeabilizar ese filtrado precozmente establecido.

Cuando se logra una competencia lingüística en ambas lenguas el sujeto puede considerarse bilingüe.

En un sujeto con audición permeable para los aprendizajes lingüísticos de su lengua matriz o madre, como lengua fónica la exposición a la misma seguirá el proceso con éxito y podrá ser expuesto sin conflicto a lenguas diferentes pero que apelen a la misma modalidad prioritaria de aprendizaje, el canal auditivo.

En un sujeto con audición afectada los aprendizajes lingüísticos usarán dos vías diferentes de información que estructuraran su lengua matriz. Por un lado deberá interpretar mensajes del medio a través de la lectura labial (visemas) de la lengua fónica que utilice su entorno. Por otra parte deberá espontáneamente usar esos recursos para expresar y estructurar mensajes que le posibiliten a él ser interlocutor. Es entonces cuando la exposición a lenguas diferentes desde su estructuralidad pero también desde sus posibilidades expresivas cae en conflicto, pues ambas no operan la misma modalidad o canal para su aprendizaje.

Entonces es preciso considerar una relación en los aprendizajes de lenguas fónicas (L2) como segundas lenguas siendo la lengua materna la lengua de señas (L1) en sujetos sordos. Brevemente se menciona a los sujetos con déficit de audición cuya adquisición de la lengua de señas es espontánea y requiere algunos análisis en cuanto a la segunda adquisición que es la lengua fónica. En primer lugar el sujeto sordo que accede a la lengua fónica como una segunda adquisición lo hace luego que la vía auditiva se haya habilitado ya sea a través de un audífono potente o un implante coclear, por ejemplo. El individuo en el inicio estará *oyendo pero no escuchando*, eso será un proceso progresivo que colaborará con la adquisición de la lengua fónica.

El bilingüismo hace referencia al uso de dos lenguas en coexistencia cognitiva y en algún caso logra ser de utilidad comunicativa en un individuo. No es una actitud innata del manejo de dos lenguas sino una ventaja adquirida por esa condición. Considerando la progresiva organización neurocognitiva dada por el uso y evolución de las habilidades que el individuo hace de esas dos lenguas, se revelan en su convivencia la alternancia de códigos, mezclas o préstamos de las lenguas y las interferencias intra e inter-lingüísticas que pueden reflejar las implicancias neuropsicológicas de acomodación procesal en el lenguaje que se evidencian en el desempeño. Esto es claro en el caso de las lenguas fónicas.

Desde una visión macroscópica el bilingüismo refiere las siguientes tipologías(Okuniewska H 2007):

Tipo de bilingüismo	Características
Bilingüismo coordinado	El individuo desarrolla en paralelos ambos códigos dando uso de manera independiente. Cada palabra dispone de dos significantes y dos significados.
Bilingüismo compuesto	Se desarrolla en un mismo contexto, los signos de dos lenguas funcionan alternativamente con los mismos significados, un significado dos significantes.
Bilingüismo aditivo	Se estimula la adquisición de una segunda lengua por enriquecimiento cultural.
Bilingüismo sustractivo	Se da cuando el contexto social en la adquisición de una segunda lengua puede poner el riesgo su identidad cultural.
Bilingüismo igualitario	Ambas lenguas comparten representaciones simbólicas en la sociedad.
Bilingüismo desigual	Existe una hegemonía de una lengua sobre la otra.

En la neurolingüística se plantea la hipótesis de coexistencias de dos lenguas en la operatoria cognitiva del lenguaje adulto (Camacho-Taboada 2009) donde se las interpreta como lengua materna(A) y lengua meta o segunda lengua (B).

Desde allí se postulan las siguientes interpretaciones e hipótesis:

Hipótesis	Descripción	Representación
Hipótesis del Sistema extendido	*Representación de ambas lenguas indiferentemente. Tienen más componentes, fonemas, reglas sintácticas etc. L1 y L2 comparten un mismo sistema.*	ABABABAB
Hipótesis Sistema Dual	*Cada lengua se almacena en un sistema de conexiones diferentes con redes neuronales diferentes. Hay dos conjuntos de elementos lingüísticos, fonemas, morfemas etc.*	AAAA = BBBB
Hipótesis Sistema Tripartito	*Los elementos idénticos de las lenguas comparten sustratos neuronales subyacentes y lo diferentes tienen distintas representaciones neuronales.*	ABABABABABABA AAA BBB
Hipótesis Subconjunto	*Ambas lenguas comparten el mismo sistema cognitivo, pero sus elementos comparten una red separada de conexiones partes de un subsistema mayor que los incluye.*	AAAAA BBBBB

Ahora bien, este estudio no aclara cuán activa o funcional es L2 en estos casos o cuán bilingües son los sujetos de cada caso o hipótesis. Para ello es preciso considerar que existe para la psicolingüística un proceso que aborda el bilingüismo como diferenciador que es la adquisición de una segunda lengua. En este último caso es pertinente establecer algunas breves consideraciones.

El desarrollo de las lenguas nativas se lleva a cabo por procesos cognitivos que posibilitan desarrollos de procesos metalingüísticos propios de la estructuración de los códigos. Por los que no existe desde la mirada del aprendizaje y a pesar de las distancias inter-lingüísticas en este caso, una sonorizada y la otra signada, la división no es rigurosa pues los conocimientos adquiridos se estructuran como esquemas mentales y son los posibilitadores del procesamiento de la información nueva y dan lugar a la activación de la reacomodación del nuevo código.

Existe desde la psicolingüística la hipótesis de procesos cognitivos subyacentes comunes en el proceso de adquisición de la lengua nativa o primaria (L1) con los del aprendizaje de una segunda lengua o lengua extranjera (L2) se la denomina la hipótesis de la transferencia. La misma no es un proceso circunscripto a la estructura sintáctica ni es evidente desde la mirada de las lenguas que comparten origen o cercanía desde la estructuralidad. Sino más bien hace mención a una idea más abarcativa donde existe una intervención favorecedora de una lengua sobre otra lengua, aún con distinta modalidad productiva de mensajes y tampoco se puede asumir que la convivencia de ambas en adquisición simultanea lleven a retrasos en el desarrollo del lenguaje (Lapenda M 2013).

Pero es preciso establecer las características de la lengua primaria cuando esta es la lengua de señas teniendo en cuenta la hipótesis de la trasferencia. Algunos autores mencionan que la transferencia lingüística encuentra dificultad en el modo de estructurar los significantes, basados en las diferencias en el orden canónico por ejemplo, en la lengua de señas ese orden se manifiesta con el sujeto – objeto –verbo mientras que en el español como lengua es sujeto – verbo – objeto. Además la lengua de señas es ágrafa por lo que en las cuatro habilidades (escuchar-hablar y leer-escribir) de las lenguas fónicas que posibilitan la trasmisión y trasferencia de la información con distintas modalidad y apoyadas en distintos procesos ofrecería resistencias sobre la transferencia colaborativa en la adquisición desde la lengua de señas (L1) a la lengua fónica (L2) (Mayer y Akamatsu1999). Otro factor importante es la doble información que procesan en la decodificación de mensajes lingüísticos. Los sordos naturalmente desarrollan la observación de la actividad articulatoria del interlocutor o lectura labial como medio de comunicación con oyentes oralizados ésto imprime distintos mecanismos para decoficar señas desde lengua a lengua de señas, señales de lectura labial o de *articulemas* del habla a la decodificación de la lengua de señas. Otro aspecto que es detractor de la hipótesis de transferencia es la falta de acceso de los niños sordos en los tiempos de adquisición de la oralidad de L2, que en los oyentes estructuran precozmente la vía de comunicación verbal. En el caso de estar habilitados auditivamente los niños sordos muchas veces se exponen más primariamente con la habilidades de leer y escribir antes que la de escuchar y hablar. Lapenda M. (2013) menciona a Andrews y Mason (1991) quienes sostienen que existe una diferencia estructural en la forma del lenguaje de señas y el lenguaje oral de lenguas fónicas. Pero amplían que si la transferencia no fuera posible, no habría sordos bilingües. Pero es preciso entender entonces, ¿cuándo un sujeto *no* es bilingüe? Para Crystal (1987) esta condición se da cuando el individuo hace un uso irregular de una de sus lenguas, no la habla o escribe pero si la comprende. Esta es la situación de muchos sujetos sordos que permanecen con la lengua fónica en estado de interlengua y la fosilizan.

Si bien a la comunidad sorda se la considera una minoría lingüística no existen estudios acabados que permiten entender la modalidad bilingüe de lenguas signadas y lenguas fónicas. Siempre hay que considerar que hay sordos que crecen en familias o entornos de uso de lenguas signadas o de señas y hay otros que lo hacen en ámbitos de lenguas fónicas. Es preciso pues profundizar al respecto, se considera que la habilitación auditiva de un individuo sordo debe desarrollar un procesamiento auditivo permeable para resolver una escucha, más que un oír.

¿Qué sucede en los sujetos con déficit auditivo, ante la trasmisión de mensajes en lenguas fónicas?

En los sujetos que no logran procesar el flujo acústico por déficit auditivo, existen habilidades que desarrollan y les permiten reconocer *visemas*: éstos son unidades de articulación mínima de esas lenguas fónicas observables a través de la vista. Puesto que representan la tercera parte del total de los fonemas de la lengua en un sujeto con déficit auditivo desde su nacimiento que usa sólo el canal visual para decodificar la expresión verbal del habla; se reduce significativamente la posibilidad de comprender los mensajes.

Los visemas además de aportar poca información a la comprensión requieren de la mirada atenta de la boca del interlocutor para decodificar la comunicación. Los visemas revisten menor eficiencia que los fonemas pues algunos sonidos de la lengua comparten el mismo punto articulatorio (ejemplo de ello son los fonemas P-B-M) desde donde los otros atributos de diferenciación fonemática como lo son la sonoridad (acción de las cuerdas vocales) y la salida del aire (por nariz como nasalidad o por boca como oralidad) no son observables.

También la interpretación de los visemas guarda complejidad pues gran parte de la actividad del habla es intraoral como la acción de la base de la lengua y el velo del paladar (G-J-K). A esto se le suma el fenómeno de co-articulación que se da en el habla, donde algunos visemas pueden ser identificados aisladamente pero en el sincronismo del sintagma pueden fusionarse y volverse imperceptibles. (Furmanski, 2003)

Es por ello vital la detección precoz de hipoacusias o sorderas, el equipamiento y la estimulación del uso del canal auditivo para integrar y enriquecer la información visual proporcionada por los articulemas del habla. El equipamiento audioprotésico o el implante coclear favorece la escucha diferenciada de la lengua oral del interlocutor en un proceso de acoplamiento polisensonrial (visual y auditivo).

Lenguas fónicas: Rasgos segmentales y suprasegmentales

Las lenguas o idiomas pueden dividirse en áfonas y fónicas. Sobre éstas últimas se adjudica las habilidades para adquirirla y desempeñarse con ellas de escuchar-hablar y leer-escribir.

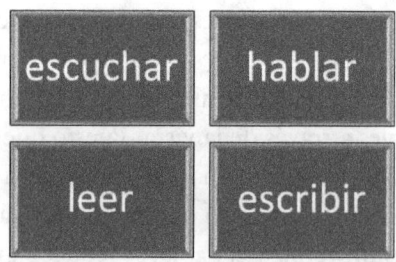

Esquema 3: Relaciones de las 4 habilidades de una lengua fónica

La competencia fónica de un individuo sobre una lengua radica en que pueda producir y reconocer los sonidos de la lengua, que involucran duración, variedad, extensión, matices desde donde se puede observar la simpleza de un rasgo de un sonido fonético, aspectos sobre-impuestos como la entonación y el ritmo, por ejemplo. Esto permite la identificación y el reconocimiento de habilidades auditivas que desechan la información acústica de los aspectos fónicos que no se corresponden con los sonidos de la lengua que comprende auditivamente un sujeto. (Iruela 2004, Serra Sv 2014, en prensa)

Los idiomas o las lenguas (códigos lingüístico), son producto de procesos de adquisición tanto particular, como socio-cultural. Estos códigos permiten el intercambio de información a través de las palabras en el caso de lenguas fónicas, pero son mucho más que palabras o vocabulario. Son también las relaciones que entre ellas se establecen e integran que posibilitan la escucha y la interpretación de los mensajes que transmiten información. Cada componente del código lingüístico se relaciona y vincula a los otros componentes para lograr la producción e interpretación de mensajes ajustados al código. En el aspecto oral se pueden reconocer rasgos segmentales y suprasegmentales. Ambos conforman la identidad del idioma.

Los rasgos suprasegmentales son el acento, entonación, ritmo y duración.

El acento hace referencia a la relevancia que cobran algunos sonidos del idioma en relación a otros, otorgando mayor impronta articulatoria, tensión aéreo-muscular, tonicidad y por ende su impacto en la percepción auditiva. El acento aumenta la cantidad total de energía en la sílaba a partir de la fuerza con la cual el aire es expulsado por los pulmones.

La entonación involucra a toda una frase, produciendo variaciones de frecuencia que determinan el significado de lo que se expresa y que son propias en la identidad del idioma en la que se expresa. Ruiz (2010) retoma el modelo de Análisis melódico del Habla planteado por Cantero (2002) y Font (2007) asumiendo tres tipos niveles de entonación: una entonación lingüística es la que remite la identidad fonológica significativa por oposición de tres rasgos: el interrogativo, el enfático y suspendido.Otra entonación es la pre-lingüística que cumple una función de integración y delimitación.Y por último, la entonación paralingüística que refiere a la actitud y ánimo del interlocutor. Estas entonaciones se articulan dinámicamente en una jerarquía fónica pues no expresamos los sonidos del flujo verbal en forma continua o cadena fónica sino que se agrupan los sonidos en bloques. Las unidades medibles son las sílabas, palabras fónicas y grupos fónicos que se agrupan en torno a un acento. La jerarquización en la sílaba la otorga el núcleo que es la vocal. En la palabra fónica algunas vocales son más relevantes, ya que las vocales tónicas agrupan elementos átonos que se pronuncian en forma conjunta. El grupo fónico coincide con el contorno de entonación, es decir en un discurso se organizan una serie de palabras con acento sintagmático que remite una inflexión tonal. (Ruiz, 2010)

El ritmo consiste en las repeticiones periódicas de ciertas clases de movimiento. En el habla esto tiene que ver con la sílaba y el acento. En algunas lenguas predomina la sílaba, a esto se lo denomina **isocronía silábica y asincronía acentual**. En otras, la repetición periódica del movimiento lo otorga el acento, a este ritmo se le llama isocronía acentual. En el español, todas las sílabas pierden o ganan duración para ajustarse al tiempo de la cláusula. La cláusula es un núcleo de dos o tres sílabas que va repitiendo el esquema acentual- es equivalente al pie métrico latino- (Martínez Celdrán, 2003). El ritmo remite al compás, a las pausas, en el que se expresa una elocución.

La duración no sólo hace referencia a la frase, sino también al evento que ocurre en el orden de los milisegundos que implica el tránsito acústico-fonético y articulatorio de un fonema a otro, en medio de la una palabra que a su vez implica un proceso auditivo selectivo. Estos rasgos aportan información acústica necesaria por debajo de los 1000 hz para discriminar lo que se escucha. El procesamiento auditivo es, por ello, un determinante tanto en la adquisición como en el desempeño de lenguas orales y así también en el desarrollo de la bilingüización del individuo. La duración es parte del análisis del flujo verbal se da como "cadena" donde los fonemas producidos aisladamente, no son sincretizados en un continuum acústico. Al no ser segmentos discretos, el procesamiento auditivo debe discriminar desde la *temporalidad*, segregando la cohesión o superposición de las pistas acústicas para vocales, consonantes y dónde la sílaba es una unidad identificable de segmentación (aproximadamente entre 90 a 250 milisegundos). Los parámetros acústicos relacionados al contraste de sonoridad en la articulación de los fonemas, al espectro de combinaciones de formantes y a los transientes o tránsitos que se dan intra e inter-sílabas y en palabras, han dado lugar a múltiples estudios fonoaudiológicos, de producción del discurso y de implicancias en la percepción auditiva.

Dado que existen sonidos que pueden enmascararse unos con otros, es preciso que un individuo realice el proceso auditivo del flujo acústico. En este "proceso" realiza un *análisis de la escena auditiva* (ASA) es decir, separando-segregando-manteniendo los aspectos de la señal procesada incluso cuando los mismos son competitivos entre sí, lo que posibilita la coherencia auditiva. Esto permitirá acceder al *cierre auditivo,* es decir, entender lo que se escucha, estableciendo la figura fondo, a través de otros procesos no auditivos, tales como los aspectos cognitivos que pueden colaborar en ese cierre, por el conocimiento que el individuo tiene de la lengua que está escuchando (redundancia extrínseca, definida más adelante). Solo se podrá entender o cerrar auditivamente un flujo acústico conocido. El cierre auditivo entonces, es la capacidad de comprender o completar un mensaje logrando discriminar las porciones de la señal incluso cuando se encuentren ausentes o distorsionadas. La interpretación del estímulo y la plasticidad neurocognitiva resultante están ligados a la experiencia del sujeto con el mismo. En sujetos que aún no han completado la adquisición de un segundo código lingüístico (L2), los procesos cognitivos que intervienen en relación a este código comprometen el cierre auditivo, pues es un código que no se domina plenamente a pesar, incluso de haber escuchado fielmente la señal.

Existen también aspectos propios en cada idioma que también colaboran con la posibilidad de ser comprendidos o cerrados auditivamente. La probabilidad que sus componentes fonológicos, semánticos y sintácticos sean redundantes aportan predictibilidad. Un componente, aun con limitada información colabora en la comprensión. Pueden existir mensajes de gran longitud pero resultar expresiones lingüísticas que no aportan información por la escasez de componentes redundantes. Es necesario entonces, cierto nivel de redundancia en los sistemas de comunicación por las perturbaciones que surgen en la transmisión de los mensaje.

Miller 1951, menciona que algunos idiomas son más orales, por tanto, menos eficientes en *situaciones adversas de escucha*, en cuyo caso, la redundancia colabora otorgando claves al que escucha para mejorar su desempeño auditivo. Las palabras más familiares son más fáciles de reconocer en situaciones adversas, por ejemplo cuando están incompletamente percibidas.

Lingüísticamente, la unidad de un código con la menor carga de redundancia acústica es el monosílabo aun como señal degradada, filtrada o inmersa en el marco de un ruido de fondo, el sujeto requiere de procesos auditivos complejos que involucran desde el órgano periférico hasta la actividad cortical para comprenderlo al ser escuchado. La redundancia en un mensaje o unidad de información hace más predecible su contenido, como lo comentamos anteriormente. Por el contrario, si una escucha de habla se da en un contexto adverso, es decir con ruido de fondo sobre-agregado, se minimiza la redundancia y aumenta la incertidumbre, perturbando la transmisión del mensaje. Esto pondrá en evidencia la eficiencia del proceso auditivo (redundancia intrínseca) y los procesos cognitivos lingüísticas compensatorios (redundancia extrínseca).

Boca y Caleraro (1963), aportan la expresión de redundancia intrínseca y extrínseca en el lenguaje. Intrínseca se refiere a la fisiología de todos los centros auditivos desde la periferia al cerebro, está relacionada con el flujo acústico-estímulo ingresado como input. La extrínseca se vincula a las tácticas o estrategias fonológicas, semánticas, sintácticas y pragmáticas que ayudan al individuo a entender el significado, la misma será la que se desarrolla en la adquisición de una segunda lengua.

El cierre auditivo resultante, impactaría en aspectos comunicacionales del sujeto, pues se pondría de manifiesto en la expresión oral del mismo a través de la construcción de mensajes, la entonación de los mismos, como así también la pronunciación y la fluidez de la elocución (rasgos segmentales y suprasegmentales).

En relación al procesamiento de flujo acústico verbal, Padilla García menciona que sólo se oyen sonidos que un individuo ya conoce previamente. Por tanto, existe una selectividad al inicio del proceso de adquisición de una segunda lengua, que filtra sonidos desconocidos para la lengua madre (L1), y condicionan e intervienen en el aprendizaje del conocimiento y el desarrollo de habilidades comunicativas (escuchar-hablar y leer-escribir). Trubetzkoy, desde la perspectiva lingüística, señala que el sistema fonológico de una lengua determinada es filtrado a través de marcas fónicas relevantes que habilitan la identificación del fonema con fines pragmáticos y expresivos, donde en un comienzo es automático e inconsciente y se utiliza incluso ante la exposición de otra lengua diferente. Este filtrado se adquiere en la infancia, como parte de la adquisición de la lengua madre y permanece activo ante cada sonido lingüístico, pertenezca o no a la lengua materna. Esta selectividad inicial, en el proceso mencionado, se va permeabilizando y ampliando por la exposición del sujeto a la segunda lengua (L2), y permitiendo aumentar el conocimiento de los sonidos propios de la misma.

Sosteniendo la idea de permeabilización progresiva hacia una escucha ampliada en la lengua meta, el aporte en los años 50 de Guberina P., es coincidente. Él concluye que los sonidos son percibidos por el cerebro más que por el oído, luego de analizar a personas hipoacúsicas o sordas y aprendices de nuevas lenguas orales, conjuntamente con especialistas en psicoacústica, psicólogos e ingenieros de sonido. Guberina determinó que al oír una señal sonora se percibe y se codifica solo una parte del elemento que la constituye. Es decir que un número limitado de frecuencias permite la identificación y la integración de la totalidad de la señal. Así, propone que si se entrena el cerebro aislando los elementos significativos de la señal acústica, los problemas de percepción auditiva pueden ser superados.

Padilla García cita que las teorías de Trubetzkoy hicieron pensar a Guberina que hay un claro paralelismo entre personas con déficit auditivo y los aprendices de lenguas extranjeras. Éste último como lingüista, describe la deficiencia auditiva no como un problema físico, sino como la negativa del cerebro a oír aquello que no ha sido preparado. Este postulado coincide con la óptica de la psicoacústica, que se mencionó anteriormente, sólo se oyen sonidos que previamente se conocen. A éste fenómeno se lo denomina como sordera fonológica. Sí un aprendiz de segundas lenguas no es capaz de reconocer sonidos de la lengua meta (L2), tiene grandes dificultades en las destrezas orales y auditivas que lo afectarán en cuanto a la gramática y al léxico. Por lo que la pronunciación y su percepción condicionan el aprendizaje de la segunda lengua. La señal acústica lingüística, hace referencia a la producción (pronunciación) y también a los rasgos suprasegmentales.

En el enfoque comunicativo Padilla García propone la integración del oír, hablar, leer y escribir, para posibilitar la adquisición de segundas lenguas. Pero Guberina y Renar refieren no mezclar la palabra oral y la palabra escrita. Es un condicionamiento negativo para el aprendizaje de una segunda lengua empezar por la palabra escrita o combinar ambos sistemas de producción oral y escrita, pues va en detrimento en la percepción calificada de los sonidos de la lengua meta. Es preciso priorizar la escucha en el desarrollo de destrezas de lenguas orales hacia la expresión verbal y del habla como así también de la entonación y acento particular del idioma en cuestión.

El entrenamiento receptivo, para sensibilizar la sordera fonológica, antes mencionada, conlleva a reconocer los sonidos de la lengua antes que a producirlos, por lo que se debe entrenar la escucha más allá del cribado de los sonidos de la lengua materna. Luego del entrenamiento y la percepción Padilla García, sugiere un desarrollo de la producción oral donde se pone en juego no solo aspectos gramaticales sintácticos de la lengua materna sino aspectos fonológicos-fonéticos de la articulación del habla.

La teoría del filtrado de Trubetzkoy, explica muchos de los errores de los aprendices en la producción de una segunda lengua, pues ese filtrado lo condiciona al hablante para producir un mismo sonido que puede no ser interpretado por las personas que hablan distintas lenguas. Es preciso confrontar los sistemas fonológicos de la lengua madre (L1) y la lengua meta (L2) para comprender que el aprendiz desarrolla errores que no son fortuitos sino que dependen o se determinan por el sistema fonológico de partida (lengua madre).

Para ello, aspectos neuropsicolingüísticos, determinados evolutivamente llevan a una permeabilización y entrenamiento perceptual de escucha, donde las marcas fónicas son relevantes y permiten producir sonidos en una ejecución sinérgica y eficiente de la musculatura oral como lo es la dinámica articulatoria del habla.

Capítulo 3

Discriminación del Habla

La percepción y discriminación del habla implica un proceso complejo desde el punto de vista auditivo.

En la formación de objetos perceptuales, en este caso sonoro-verbal es preciso analizar considerando la sincronía de respuestas neurales, donde una dimensión fundamental de apoyo para el reconocimiento de imágenes o señales- en este caso auditivas- es la localización en el espacio del estímulo o fuente sonora en este caso. (Simmons J. 1989)

Esta localización espacial es posible, cuando a través del procesamiento la señal se desfasa o posibilita las comparaciones de las diferencias interaurales de tiempo e intensidad. Se apoya en la idea de unificación de diversas respuestas neurales que son parte de representaciones cerebrales (objetos sonoros). La coherencia en la temporización de las respuestas de diferentes neuronas le otorga valor a la identificación de las características particulares de la representación en una entidad perceptual.

Un estímulo y sus características son parte de objetos perceptuales discretos parte de un inventario. (Simmons J. 1989) La idea de inventario se relaciona con que se percibe y reconoce lo que se conoce, coincidente con el concepto de *cierre auditivo*. Retomando la idea de estos objetos perceptuales discretos, donde pueden considerarse los fonemas y las palabras en esta categoría, los mismos logran entidad perceptual por las respuestas neurales que los codifican dentro de un acople temporal de las mismas. Si las respuestas que generan entonces la percepción de un sonido son fraccionadas o demoradas en el tiempo pueden ser percibidas como dos objetos diferentes. Por lo que la unificación temporal de las características se apoya en los mecanismos neurales de detección de la coherencia entre las respuestas de diferentes poblaciones neuronales. Establece también que la generación de imagen percibida tiene base en la selectividad de respuesta y sintonización de las neuronas en un rango de valores de uno o más parámetros del estímulo. La imagen percibida es resultado de una cohesión, por una convergencia en la información necesaria de las características dispersas, superpuestas o solapadas de un estímulo auditivo-verbal.

La resolución auditiva, como proceso interviniente, es el tiempo mínimo para separar y resolver la información acústica por medio de la integración temporal. En el desempeño audio-social de sujetos con y sin patología auditiva se pone a prueba en situaciones de escucha adversa. Es un proceso inherente a la discriminación del habla, revelando diferencias en fonemas (sordos/sonoros) y sus transientes de una palabra, a través de la detección de gaps. La identificación de sílabas consonante-vocal, está vinculada al intervalo entre la liberación del aire, la vibración de las cuerdas vocales y los fenómenos acústicos del tránsito entre las mismas. El orden del mismo asegura la detección secuencial de sílabas, gracias al procesamiento de los impulsos de la glotis y a la percepción de la tasa de repetición de los mismos necesaria para la discriminación. El evento acústico es la presencia de sonidos (periódicos y estables) y silencios (eventos aperiódicos y transitorios), involucrando la resolución temporal auditiva. Por tanto se procesan brechas de silencio o *gaps* en el tiempo, en la producción articulatoria de un fonema sordo (evento transitorio y aperiódico), se sonoriza a partir de la emisión de la vocal (evento periódico), lo que conlleva a su discriminación. La percepción del habla requiere entonces, luego del silencio, laguna, brecha o gaps un tiempo de inicio de la voz denominado VOT (voice onset time, Lisker y Abramson, 1964 citado por Martínez Celdrán 2003) o TEV traducción al español del tiempo de emisión de la voz. El español solo tienen sonidos sordos y sonoros, los sordos son sonidos tensos y los sonoros son laxos. En el caso de las consonantes oclusivas sordas se caracteriza una zona de silencio de 90 milisegundos y de 60 milisegundos para los sonidos oclusivos sonoros. En el español las oclusivas no son aspiradas por lo que el VOT no alcanza a valores elevados. Los formantes no son rectos pues no mantienen la misma frecuencia y sufren variaciones en los extremos debido a la influencia del punto de articulación de las consonantes que las circundan. Estas variaciones son las mencionadas *transiciones*. Estas transiciones o transientes encuentran en el orden de los 30 milisegundos. Para el español, la vocal en la sílaba está considerada como *onset* acústico, por tanto las consonantes se agregan modificándola contrastando con ella y en otros modulándola (expandiéndola y contrayéndola).

La presencia y ausencia de contenido sonoro en un sintagma dado es equivalente a la despolarización de las fibras nerviosas ante la presencia del sonido (fonemas sonoros) y la interrupción del mismo ante las brechas de ausencia del mismo como acontecimiento de silencio (fonemas sordos)

Como se ven los sonidos del habla?

La calificación de un fonema en cuanto a sus atributos en sonoridad son permeables a modificarse en la actividad combinatoria del habla. Es por ello que a continuación se exponen gráficas espectrográficas de los sonidos del test de Ling para observar el comportamiento de los mismos. El test permite evaluar la percepción del habla a través de 6 sonidos que abarcan tanto las frecuencias agudas como las graves, estos son: /m/, /a/, /i/, /u/, /sh/, /s/. Esta prueba se aplica tanto en sujetos normoyentes, permite descartar o comprobar sospecha de hipoacusia (en conjunto con otras pruebas) y también se utiliza en el seguimiento de niños que han sido implementados con audífonos o con implante coclear.

A continuación se presentan las gráficas de los sonidos del test que involucran la actividad de cuerdas vocales.

Las ilustraciones se cortan y se agregan solo en al zona demarcada en rosa

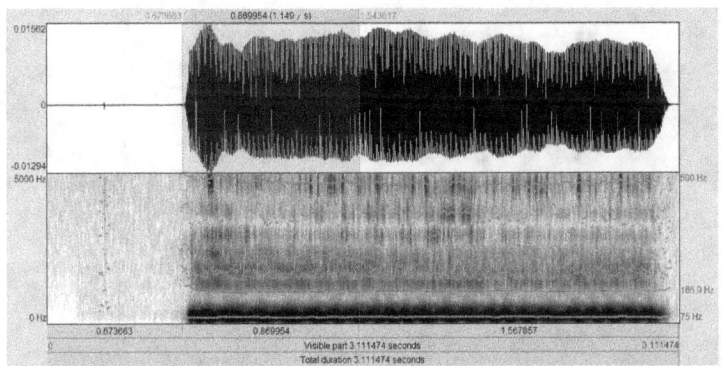

Ilustración 1: registro de la emisión del fonema /m/. F_0 (linea azul) de 165,9Hz

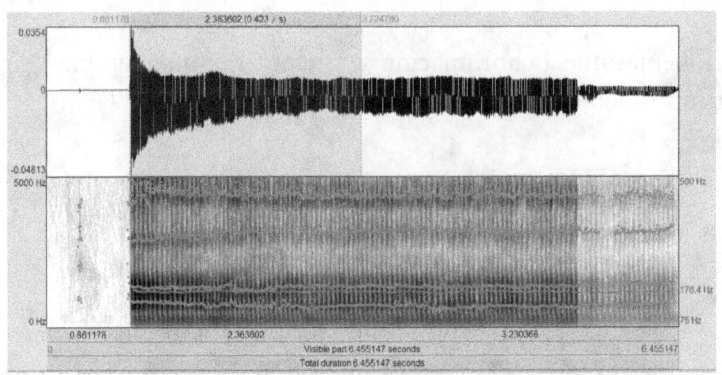

Ilustración 2: registro de la emisión del fonema /a/. F_0 es de 176,4Hz

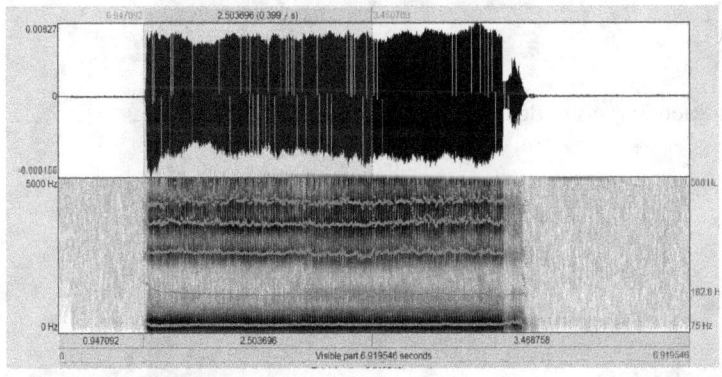

Ilustración 3: registro de la emisión del fonema /i/. F_0 es de 182,8Hz

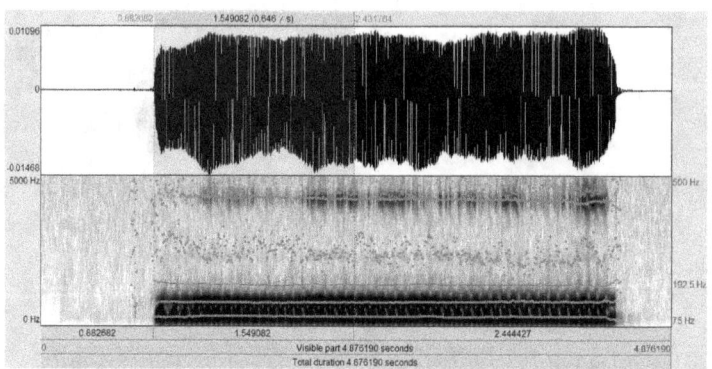

Ilustración 4: registro de la emisión del fonema /u/. F_0 es de 192,5Hz

Los fonemas que a continuación se presentan y que pertenecen al test son fonemas sordos por lo que se pueda observar la ausencia de la F_0.

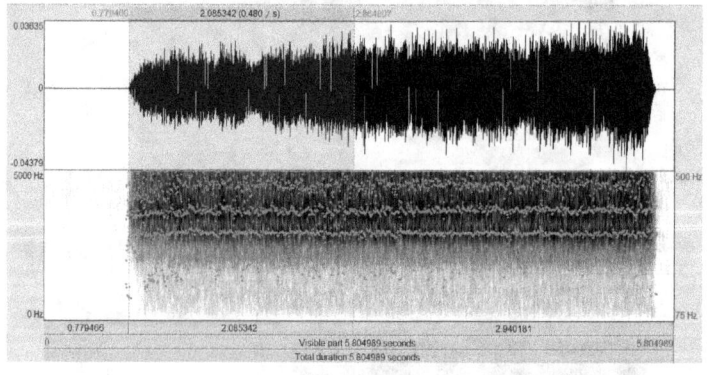

Ilustración 5: registro de la emisión del fonema /sh/. F_0 ausente.

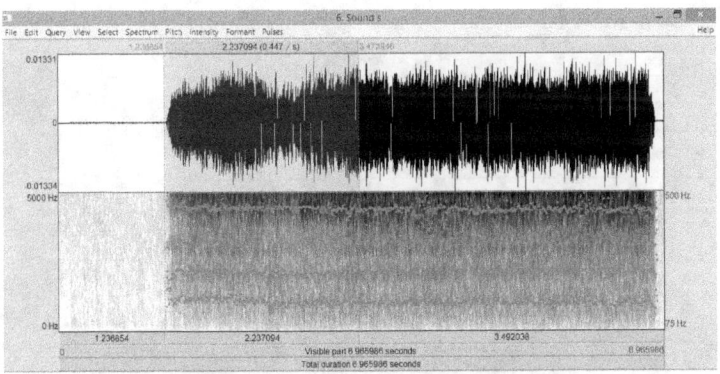

Ilustración 6: registro de la emisión del fonema /s/. F_0 ausente.

Ahora bien, en el análisis acústico por ejemplo de las palabras, se puede observar sus conformaciones espectrales denotando la información frecuencial de cada fonema, la duración del mismo y el comportamiento de las vocales frente a la actividad combinatoria de la silaba. Aduaje RA (2002) menciona el criterio de Mora (1996) sobre la duración de las sílabas según su lugar en el sintagma y la relación de éstas con el acento. Ella cita a Antonio Quilis (1971) y Vargas Calderón(1986) entre otros, que postulan que la duración, junto a la frecuencia fundamental F_0 o altura, son parámetros acústicos determinantes en la realización del acento. Las sílabas acentuadas suelen ser más largas que las inacentuadas.

Para ello se combina la fonética acústica y articulatoria. Veamos un ejemplo de espectrogramas de registro del habla, con el Praat© de dos palabras bisilábicas con acentuación grave.

En las dos primeras graficas se observan los mismos componentes fonemáticos y la misma ubicación. Solo se distingue la acentuación, la primera es grave y la segunda es aguda. Los valores expresados de F_0 son los valores finales arrojados al culminar la palabra. No evidencia el rango de variación que acompaña la emisión completa de la palabra ejemplo.

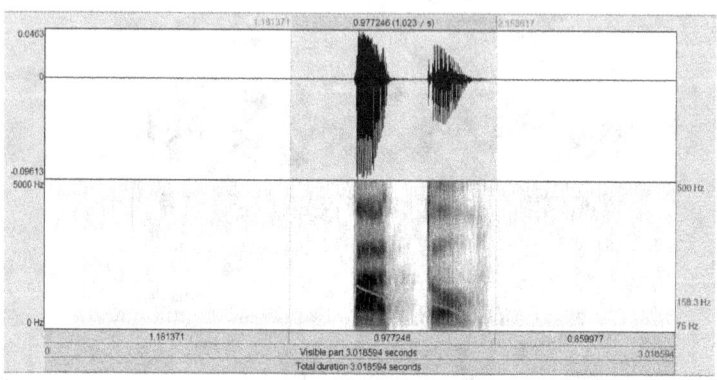

Ilustración 7: registro de la palabra PATO bisilábica con fonemas sordos oclusivos y acentuación grave. F0 en 158,3Hz

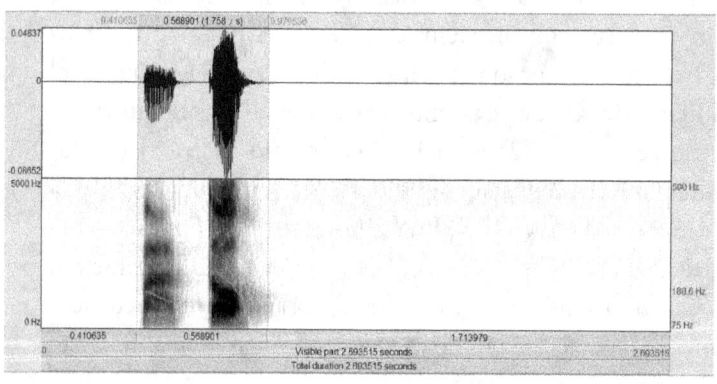

Ilustración 8: registro de la palabra PATÓ bisilábica con fonemas sordos oclusivos y acentuación aguda. F_0 de 186,6Hz

En las gráficas precedentes se observa la actividad de F_0 siguiendo la acentuación diferencial. También se observa el escaso espacio que ocupa el primer sonido explosivo en contraposición del segundo que queda enmarcado en los dos sonidos vocálicos.

A continuación se presenta la gráfica de la separación fonética de los sonidos de la palabra /pato/ emitidos en forma aislada pero manteniendo la secuencia es decir, /p/ /a/ /t/ /o/.

En las gráficas siguientes se mantienen los mismos componentes fonemáticos (/p/a/t/o/) pero se altera la ubicación conservando la acentuación grave.

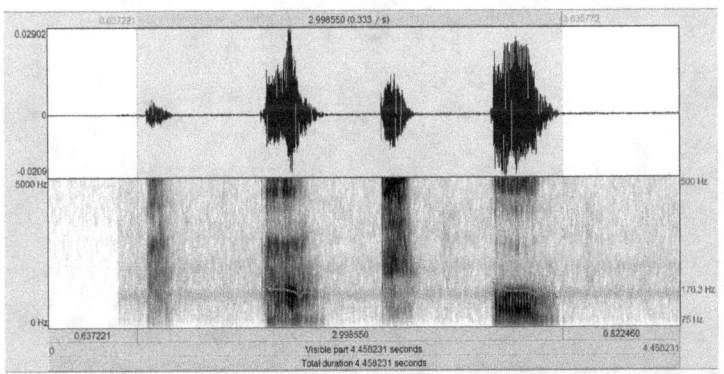

Ilustración 9: registro de la emisión fonética de los sonidos de la palabra /pato/ emitidos aisladamente respetando la secuencialidad de la palabra

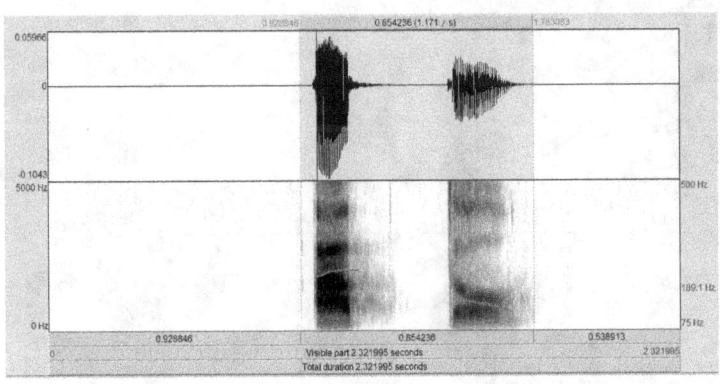

Ilustración 10: registro de la palabra APTO bisilábica con fonemas sordos oclusivos y acentuación grave. F0 de 189,1Hz

En la gráfica precedente se observa la actividad de F_0 expandiéndose hacia la emisión del sonido /p/ y un espacio notable al interior de la palabra enmarcado por las dos vocales como límite de la misma correspondiendo a los dos fonemas oclusivos y sordos unidos.

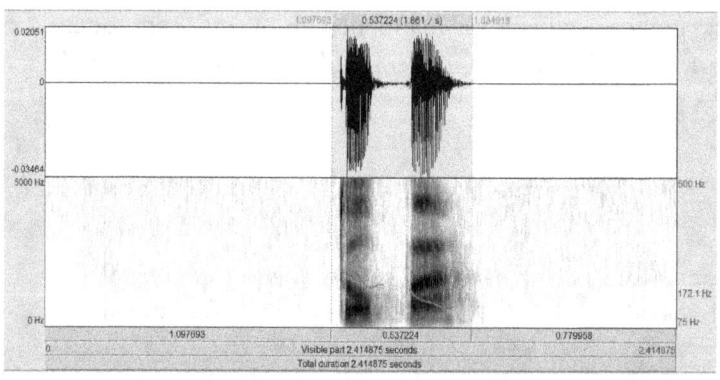

Ilustración 11: registro de la palabra TOPA bisilábica con fonemas sordos oclusivos y acentuación grave. F0 de 172,1Hz

En la gráfica se detecta que el espacio del primer fonema oclusivo de la palabra es escaso a diferencia del segundo y también se manifiesta la actividad de F_0 expandiendo el fonema sordo enmarcado entre vocales.

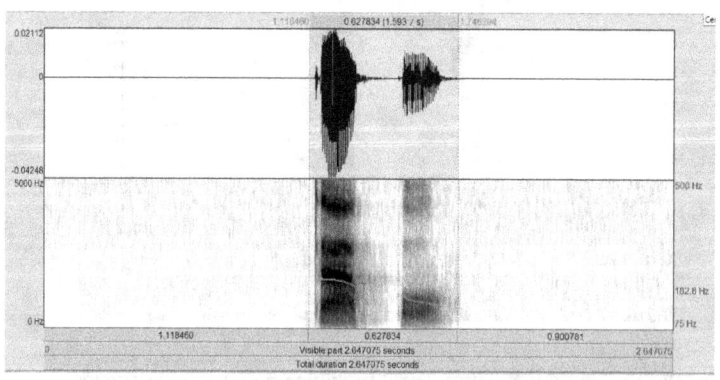

Ilustración 12: Registro de la palabra TAPO bisilábica con fonemas sordos oclusivos y
acentuación grave. F_0 es de 182,8Hz

En las gráficas siguientes se integran fonemas fricativos con fonemas oclusivos y se mantiene la ubicación de las vocales manteniendo la acentuación grave.

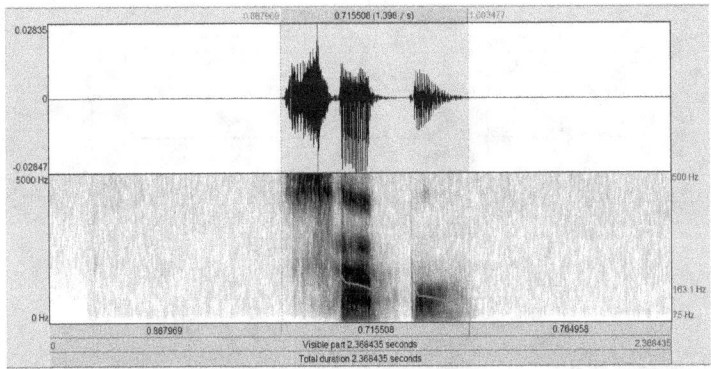

Ilustración 13: registro de la palabra SAPO bisilábica con inicio de fonema sordo fricativo y acentuación grave.

Aquí se observa el gran espacio que desarrolla el primer fonema sordo que en este caso es fricativo en contraposición del segundo que es oclusivo y queda enmarcado en los dos sonidos vocálicos.

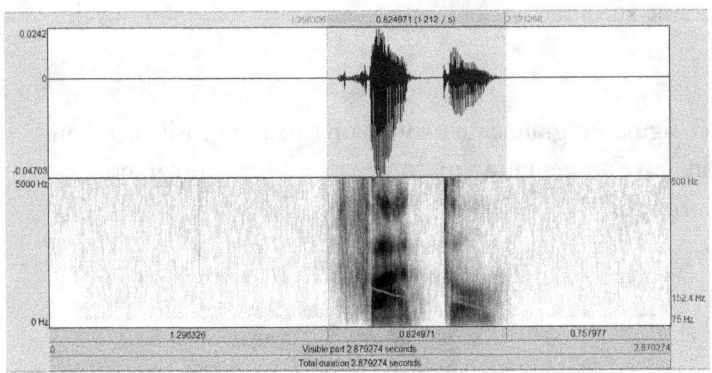

Ilustración 14: registro de la palabra FATO bisilábica con inicio de fonema sordo fricativo y acentuación grave.

En este gráfico se observa el gran espacio que desarrolla el primer fonema sordo pero de menor amplitud que en el caso anterior, en el que ambos son fricativos. El fonema oclusivo sordo mantiene su duración en ambos casos enmarcado en los dos sonidos vocálicos.

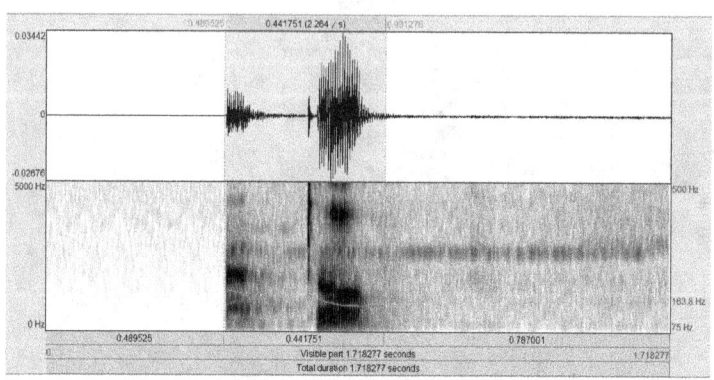

Ilustración 15: registro de la palabra CHATO bisilábica con inicio de fonema sordo africativo y acentuación grave.

En la gráfica precedente se observa el espacio que desarrolla el primer fonema sordo africado /ch/ con un componente que combina desde lo articulatorio una oclusión y la fricación. El fonema oclusivo sordo mantiene su duración en ambos casos enmarcado en los dos sonidos vocálicos.

En el siguiente gráfico se analiza una palabra bisilábica con acentuación grave aumentando un fonema vocálico e integrando fonemas sonorizados.

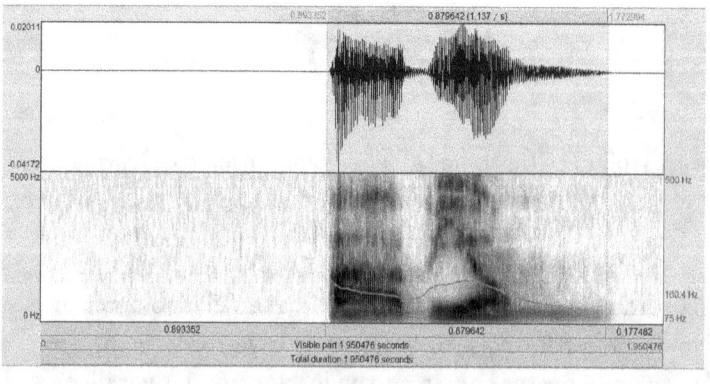

Ilustración 16: registro de la palabra AVION- (bisilábica, sonora con acentuación aguda)

En la gráfica se observa que la palabra al estar constituida por todos fonemas sonoros se mantiene la presencia de F_0. Como está constituida por la presencia de varias vocales se observa mayor amplitud en contraposición a la observada en las zonas de los fonemas incluso perdiendo armónicos.

A fin de valorar las diferencias de la métrica de las palabras se grafican a continuación una palabra monosilábica y una trisilábica con el inicio de la misma incluyendo el monosílabo y con la acentuación grave.

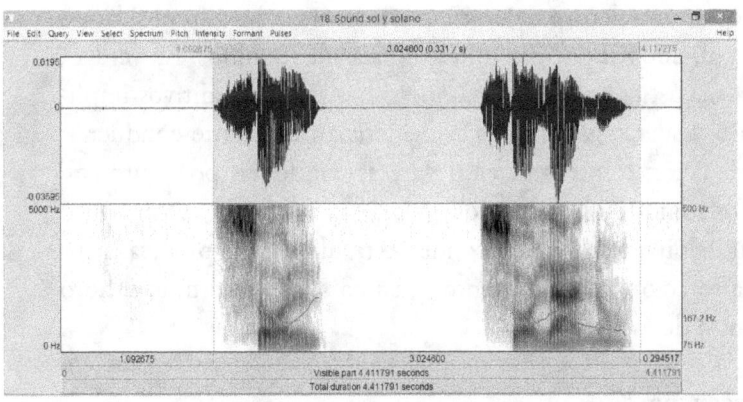

Ilustración 17: registro de la palabra Sol y a continuación la palabra SOLANO como diferencias de métrica en el continuum sonoro

Es notable en ambos casos la presencia del fonema inicial /s/ que se extiende con gran amplitud y duración en ambas palabras siendo el único componente sordo de las dos emisiones.

Capítulo 4

Audición

Gil- Loyzaga define la audición como el proceso fisiológico específico que permite a un ser vivo recibir y analizar las moléculas del medio externo dentro de un rango de frecuencias e intensidades. (Salessa et al, 2005) Pero, eso sólo se aplica a los sonidos. En verdad, los eventos acústicos que procesa nuestros sistemas auditivos implican sonido y silencios y ambos se evidencian mediante conductas. Para la medición e interpretación de esas conductas por tanto son valiosos los sonidos y los silencios.

Audición entonces es la conducta resultante del procesamiento de una reacción ante un evento acústico sea un estímulo sonoro o la ausencia de éste.

Que es escuchar?

Una distinción importante es la diferencia entre oír y escuchar. Oír hace referencia a una **función de tipo sensorial** que requiere la integridad de la vía auditiva y la indemnidad de la cóclea. Escuchar, remite a una **función de tipo perceptual** que requiere la integridad de la vía auditiva y del sistema nervioso central.

La mirada reduccionista biológica sitúa a la audición en el oído. Es preciso reconocer que **el órgano de la audición por excelencia es el cerebro** que a su vez se sirve de un receptor periférico y de una vía auditiva que modula la señal ingresada. Pero quien finalmente *escucha* es el cerebro vinculándose así con procesos cognitivos.

Si sólo fuera posible oír, por determinismo genético no sería factible *aprender a escuchar*. Sin embargo ésto sucede en procesos de aprendizaje del lenguaje y de segundas lenguas y también como **estrategias terapéuticas** en personas sordas o con déficit de audición pues el procesamiento de flujo acústico de códigos (idiomas) involucra a procesos cognitivos complejos.

La audición como aferencia sensorial conecta al individuo con el medio permitiendo el ingreso de información. **La audición** se desarrolla en estadíos intrauterinos a partir de las primeras semanas de vida, y se considera que las células ciliadas externas están maduras entre la semana 24 y 28 de gestación. También se la asocia al equilibrio estático y dinámico del cuerpo en el espacio. Esta función es denominada vestibular, fisiológicamente integrada a otras, como la atención, procesos de habituación, memoria y lenguaje, colabora en la maduración y el crecimiento de los individuos en muchos aspectos propios de nuestra sociedad.

Elliot y Elliot (1964) indican que la cóclea humana posee la función fisiológica adulta ya en la vigésima semana de gestación. Es decir que un niño recién nacido ha estado oyendo vibraciones sonoras a través del líquido amniótico durante al menos 4 meses si su desarrollo ha sido normal. Se conoce que el estado intrauterino no es de silencio, sino que se ha registrado un nivel de ruido de fondo equiparable a 72 Db en los latidos maternos.

Goméz Goméz O, (2006) menciona selectividad en las reacciones auditivas como parte de la organización neuronal, donde la habituación a sonidos es un indicador de la integridad de los centros nerviosos altos. Los recién nacidos con trastornos del sistema nervioso central, no logran manifestar habituación y persisten en las reacciones a flujos acústicos repetidos. Esta situación es diferencial en niños con indemnidad e integridad del sistema nervioso central y con audición normal.

Manrique, Lehnardt y otros proponen el concepto de audición funcional, como producto de la actividad integrada a niveles periféricos y centrales del procesamiento a nivel cortical de lo auditivo. El déficit del aparato receptor sensorial ubicado en el peñasco es compensado hoy gracias a los adelantos tecnológicos. Los audífonos, implantes cocleares o de tronco encefálico, permiten la captación de señales acústicas que a través de la vía auditiva, ipsilateral y contralateral, se integran en un procesamiento complejo en los centros cerebrales y zonas predeterminadas genéticamente.

Luego, con la evolución y maduración del individuo, la recepción se procesa y analiza. La información auditiva se reconoce e interpreta en la zonas secundarias que se jerarquizan de manera creciente y especializada en la función gnósica. Luego el procesamiento involucra a zonas terciarias o áreas de solapamiento. Allí, lo auditivo se integra a otras aferencias y logra cobrar significado en la zona de procesamiento del lenguaje (témporo- párieto- occipital).

Breves interpretaciones de la audición

Existen determinados principios de organización de la fisiología del oído y de la vía auditiva que impactan en la sincronización neurofisiológica frente al estímulo acústico.

El **principio de Volley** expone que frente a estímulos de alta frecuencia hay una sincronización seguida y coordinada de cada fibra en cada ciclo. Esto determina que la frecuencia se perciba por la decodificación del intervalo de tiempo de los potenciales de acción en el sistema nervioso central.

Otro aspecto a considerar es la **lateralización y localización** como la capacidad para percibir si el sonido que se escucha proviene desde la izquierda o derecha, arriba o abajo, detrás o delante y qué tan cerca o lejos se encuentra la fuente sonora. El oído que está más alejado de la fuente recibe el sonido más tarde, y la cabeza funciona como barrera interponiéndose al sonido y creando la denominada *sombra acústica*. Aquí el evento acústico considerando el ambiente en el que se manifiesta, revela los obstáculos que se le proponen al oído para que procese auditivamente.

Codificación temporal: se produce porque las células ciliadas en la cóclea son funcionalmente polarizadas, lo que significa que la deflexión de los estereocilios en una dirección es excitatorio para las células de pelo y el movimiento en la dirección opuesta es inhibitoria. Los oyentes usan señales temporales en las bajas frecuencias de nuestro lenguaje - sonidos de la vocal - y en la **preservación de las diferencias de tiempo interaurales** utilizadas en la localización de la fuente de un sonido en el espacio.

El efecto **"cocktail party"** se vincula con la capacidad de focalizar la atención de la escucha jerarquizando en un solo discurso/

sonido en medio de una situación de múltiples estímulos auditivos. Este procesamiento auditivo cerebral y la capacidad de atención selectiva se da gracias a la evolución y complejización posterior del reconocimiento de los sonidos, se le otorga un valor o predilección. Asi la voz de un interlocutor es más importante por lo que comunica y cuenta con el interés de quien la escucha selectivamente. Este fenómeno describe también la capacidad de detectar palabras importantes en un flujo acústico inmerso en ruido. (Bronkhorst A 2000)

La interacción biaural o audición estereoacústica es el fenómeno por el cual es capaz de captar distintos sonidos por ambos oídos en forma simultánea. Hay en ello la posibilidad de interpretar determinadas señales como figuras y otras como ruidos de fondo. Ante dos mensajes con espectros sonoros similares o idénticos que se presentan simultáneamente en ambos oídos se integran dando lugar a una fusión central. Esto es posible por las relaciones interaurales de tiempo e intensidad que se integran a nivel del complejo olivar superior que es la instancia de primer relevo biaural. Esto permite discriminar y localizar el sonido por la interpretación del input analizando las diferencia de tiempo en que ambos mensajes llegan al oído por tanto existe una mejora en la eficacia de la audición al usar los dos oídos.

El sentido de orientación espacial también se logra gracias a las diferencias de fases de intensidad entre ambos lados donde la posición de la cabeza en relación a la fuente sonora y la relación con la longitud de onda del sonido y la distancia biauricular permite aumentar la información espacial que un sujeto puede rescatar del mundo sonoro. Unos de los test comportamentales que miden la fusión biaural es el test *Masking Level Difference*.

Habilidades auditivas:

Existen cuatro habilidades lingüísticas que subyacen a la ejecución que se da en medios escritos u orales con un determinado desempeño comunicativo en las lenguas fónicas que se representa en el escuchar-hablar, leer y escribir.

Asimismo en el proceso de escuchar se dan cuatro habilidades auditivas intrínsecas que son vitales para reconocer la magnitud de los procesos que las sustentan. Ellas son en complejidad creciente: detección, discriminación, identificación y reconocimiento y comprensión.

- La **detección** hace referencia a la captación de la presencia de flujo acústico en un entorno dado. Si esta captación no se da, las demás habilidades evolutivamente no se desarrollarán pues son jerárquicamente dependientes de ésta. Tiene alta vinculación con la aferencia sensorial que estimula y a la que se remite, pero también está vinculada a la atención como proceso cognitivo.
- La **discriminación** es la posibilidad de comparar dos sonidos y determinar similitud o diferencia entre ambos. La noción de igual y distinto es un concepto cognitivo. Por lo que está sujeto a una evolución que va más allá de la aferencia sensorial. La comparación involucra procesos cognitivos ligados a los procesos sensoriales. Este conocimiento se asocia con otras aferencias sensoriales siendo luego extrapolado a la aferencia más deficitaria o que está entrenándose.
- La **identificación y el reconocimiento** son posibles a partir de rasgos o aspectos acústicos que pueden ser parte de un estímulo o el estímulo completo. Se pueden dar en señales degradadas o filtradas y algunos autores remiten que la primera (la identificación) se manifiesta cuando hay un contexto de predictibilidad asegurada es decir un formato cerrado de posibilidades. El reconocimiento, a su vez, puede darse en un contexto adverso de escucha. Ya sea porque el formato de comunicación es abierto y con información de gran incertidumbre acústica verbal o señales nuevas o parte de señales filtradas o muy degradadas, incluso con presencia de ruido. Aquí la memoria auditiva como función cognitiva es fundamental.
- La **comprensión** es la habilidad que se vincula intrínsecamente con el lenguaje. Permite decodificar un mensaje

y requiere un nivel de desarrollo del lenguaje y dominio del código que se está procesando. Se encuentra estrechamente ligada al aspecto semántico como construcción de significado a partir de un flujo acústico verbal.

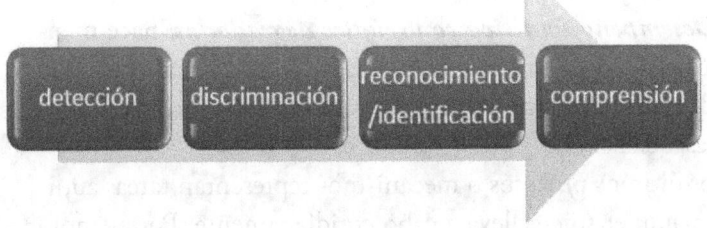

Esquema 4: Secuencialidad ontogenética de adquisición y complejización de las habilidades auditivas

La Asociación Americana del Habla, Lenguaje y Audición (ASHA) refiere los siguientes mecanismos auditivos que subyacen a las habilidades:

1. ***Localización y lateralización del sonido***: la capacidad de ubicar la señal acústica en relación al espacio e identificar si proviene lateralmente de la derecha o izquierda del individuo.

2. ***Discriminación auditiva:*** es la capacidad para determinar si percibe varios sonidos y si éstos son similares o diferentes.

3. ***Reconocimiento de patrones auditivos:*** posibilita reconocer aspectos de los sonidos en cuanto a la duración, a las frecuencias que involucran, intensidad y timbre.

4. ***Reconocimiento de aspectos temporales:*** incluye cuatro aspectos a saber: la *resolución temporal*, que consiste en detectar en un flujo acústico, intervalos de silencio o interrupciones en el orden de los milisegundos. El *enmascaramiento temporal*, que se da en la superposición de sonidos en un determinado periodo de tiempo. La tarea de unión o sumación de la información auditiva en el procesamiento temporal se denomina *integración temporal*. Finalmente se reconoce la capacidad de percibir una secuencia de sonidos, es decir: *ordenamiento temporal*.

5. Desempeño auditivo con señales competitivas: es el recurso que permite discriminar un sonido segregando las interferencias de otras señales acústicas competitivas como es la situación del habla en el ruido. Aquí se puede incluir la *escucha dicótica,* que consiste en la presentación simultánea de dos estímulos diferentes con idéntico inicio y duración en cada oído.

6. Desempeño auditivo con señales degradadas: hace mención a la capacidad de percibir la totalidad de una señal o palabra cuando falta parte de la información verbal por estar filtrada u omitida en la escucha.

Estos últimos procesos o mecanismos representan tareas auditivas que cualquier sujeto lleva a cabo cotidianamente. Por ejemplo en la percepción del habla con ruido de fondo. En éste caso, este último supera en intensidad a la señal, por lo que el individuo debe segregar las señales del ruido para crear la escena auditiva poniendo en juego los mecanismos antes mencionados.

Además en estos procesos participa la especificidad modal auditiva, la especialización multi-modal perceptual y la integración con otras funciones cognitivas superiores en complejidad y jerarquía como lo son la atención, la memoria, el lenguaje etc., que involucra la actividad nerviosa inferior y superior.

En el mecanismo de percepción del habla, la escucha de un segundo idioma (lengua fónica) que no se domina plenamente; está determinado en gran parte por la calidad y permeabilidad de los procesos auditivos y del material acústico verbal a resolver o discriminar.

Así como ésta situación del bilingüismo, se plantean claramente nuevos escenarios auditivos que exigen el desarrollo permanente de habilidades comunicativas en escucha adversa, como la proliferación de situaciones recreativas de escucha social adversa, como los Boliches, Restaurantes, Pubs, etc. También los desafíos laborales que imprimen a la comunicación la mediación de la tecnología, los *call centers* de atención telefónica y la profesionalización de la escucha, como en el caso de los músicos, que requieren un refinamiento de la función auditiva para alcanzar el mayor desarrollo audioperceptivo.

Estos nuevos escenarios auditivos de la vida cotidiana demandan una expansión del concepto teórico "audición" a la medida del fenómeno al producir innovaciones en el circuito de la comunicación. Ello requiere un análisis altamente especializado y nos responsabiliza desde la fonoaudiología a abordarlo acabadamente día a día en toda su magnitud.

Capítulo 5

El fenómeno de la audición como una dimensión de estudio fonoaudiológico

Existen múltiples maneras de abordar la audición. Para ello existen procedimientos que se llevan a cabo y persiguen generar, registrar y confirmar reacciones o respuestas ligadas a lo sonoro o acústico. Estudiar la audición es contemplar la función auditiva del paciente expresada en conductas, es decir, *lo que hace con lo que oye o con lo que no oye, y también lo que no hace con lo que oye y con lo que no oye*. (Brizuela et al, 2009).

Los procedimientos o las pruebas audiológicas formales poseen medios de registro o plantillas predeterminadas y diseñadas (audiograma, logoaudiograma, timpanograma, etc.) y según las nomenclatura internacional se las completa con anotaciones y simbología convencional para la lectura e interpretación de la comunidad profesional que las utiliza.

Surgen a priori algunos emergentes a saber:
- Contexto físico o espacio real donde se propone la estimulación, es decir si es un ambiente altamente reverberante o silente.
- La distancia entre la fuente sonora y el receptor auditivo.
- La direccionalidad de la fuente sonora y el receptor auditivo.
- Relación de señal- ruido, es decir cuán capaz es el sonido elegido de ser señal para transformarse en estímulo claro de ser percibido.
- Palabra como señal estímulo más adelante explicada como disparador. (Altura, intensidad, ritmo y duración).
- Determinación de la sobrecarga o la ausencia del sonido

o palabra señal como única o como parte incluida en una estimulación. Aquí se toma en cuenta cuando la señal es la palabra si va ofrecerse lectura labial como soporte o no. También se aplica cuando se usan distractores asociados a la estimulación ofrecida.

Un parámetro de uso fundamental en las pruebas audiológicas es la intensidad en la que se proponen y las diferentes medidas que expresan. Ellas son:

- *Nivel de presión sonora (SPL) o Db SPL*. Se considera como intensidad de referencia a la mínima intensidad que el oído humano puede captar. La presión mínima que puede captar un oído sano en promedio, es en valor de referencia 20 m Pa, para frecuencias entre 1000 y 4000 Hz. El sonido de enmascaramiento se expresa en Db SPL, como así también en sonómetros o decibelímetros y otoamplifonos.
- *Nivel de audición o Db HTL* son los Db relativos a los umbrales audibles de cada frecuencia. Esto resulta de curvas promedio de audibilidad mínima y de umbrales de dolor de sujetos con oído normal (Rango dinámico de audición) Allí la Presión sonora no es uniforme para cada frecuencia. Se toma el valor cero en cada frecuencia igual al umbral de audibilidad normal. propio de los tonos audiométricos.
- *Nivel de sensación o Db SL* se refiere a la intensidad mínima que es capaz de percibir un sujeto en una situación experimental determinada. Se utiliza en pruebas comportamentales en las cuales expresar 50 Db SL implica que se está presentando la prueba a 50 Db por encima del umbral liminar del sujeto. Es muy utilizada en pruebas verbales. (Goméz-Goméz, 2006)

Otro aspecto importante es la finalidad del procedimiento o protocolo que va desde la necesidad de contestar las siguientes preguntas básicas como: ¿escucha el sujeto?, ¿cuánto escucha?, ¿Cómo escucha? y en situaciones de escucha adversa como se desempeña. Su audición, le permite sortear situaciones de escucha adversa como el habla en ruido? Y también responder: ¿Identifica variaciones de las notas musicales según los instrumentos que la ejecutan en una obra musical?, ¿qué musculatura interviene en una producción fonatoria determinada?, ¿reconoce las variaciones fonéticas de un idioma del que no es nativo?.

La estimulación auditiva se asocia al desarrollo de la habilidad por déficit o carencia de la aferencia sensorial auditiva en sujetos hipoacúsicos o sordos denominada habilitación o rehabilitación auditiva. También se vincula su finalidad a la necesidad de individuos normoyentes que deben entrenar su audición en forma superlativa por ejemplo en el caso de músicos, cantantes o aprendices de segundas lenguas.

¿Qué señales acústicas se procesan auditivamente?

Se pueden distinguir las siguientes señales:

1. **Las señales plenas o genuinas**: son estímulos que están jerarquizados y diferenciados del entorno sonoro. Es decir que la relación señal- ruido está a favor de la señal, por ejemplo, un *tono puro* en un ambiente silente. Otras señales pueden ser *tonos complejos* de un determinado espectro frecuencial. También *palabras* pero que están sonorizadas en cada integración segmental de la misma tanto con sus componentes periódicos (fonemas sonoros) y componentes aperiódicos (fonemas sordos). Claramente se pueden reconocer e identificar en éste tipo de señales los parámetros de intensidad, timbre, frecuencia o espectro frecuencial y duración.
2. **Las señales degradadas y/o distorsionadas**: son señales genuinas o plenas a las que se les aplica en su presentación alteraciones o fallas en la definición de algunos de sus parámetros constitutivos, distorsionando la transmisión y haciendo más complejo el procesamiento auditivo.
3. **Las señales filtradas** son señales genuinas que se criba o limita la información con filtros pasa bajo o pasa-altos modificándola y complejizando la comprensión y procesamiento auditivo de este tipo de señales.

4. **Las señales competitivas**: son señales plenas o genuinas que comparten en su presentación la temporalidad con otras señales, por ejemplo una palabra con ruido de fondo sobre impuesto o dos señales diferentes transmitidas a cada oído en forma dicótica.

El evento acústico en el estudio de la audición.

Para comprender el estudio de la audición, un aspecto fundamental a considerar es lo que se denomina ***evento acústico***. El mismo es un complejo espectral compuesto por silencio y sonido. Es habitual sugerir que la estimulación es sonora desestimando el valor que tienen los silencios en la presencia de lo sonoro. Es por ello, que el concepto de evento acústico engloba a ambos en igual medida y con las mismas posibilidades de generar respuestas o reacciones auditivas tanto para el desarrollo como para el desempeño.

Dentro de los eventos acústicos, los sonidos pueden ser tonos puros, palabras, complejos espectrales de ruido, pistas de ruido filtrado, etc. En ellos el elemento de manipulación son los parámetros de frecuencias o complejos frecuenciales, la intensidad y la duración en que se proponen. Los silencios en cambio, sólo pueden manipularse desde el parámetro de la duración, que se expresa en milisegundos o segundos.

En protocolos de estudio la conformación del evento acústico se pueden identificar dos componentes al menos: un *marcador* y un *disparador* de respuesta o reacción buscada. La selección y dosificación son claves para hacer oportuno la presencia de un disparador y otorgarle mérito como responsable de la respuesta o reacción buscada. La presencia de ambos garantiza el realce del otro, pero la presentación ya sea sucesiva o simultánea debe de uno sobre el otro debe ser predeterminada, pautada y dosificada a fin de no sobreestimular la aferencia sensorial, saturar el sistema e incluso extinguir la respuesta por fatigar la reacción que se estudia.

El marcador será el estímulo que rodea al disparador de la respuesta o reacción. El disparador de la respuesta será un estímulo determinado. La secuencia de la propuesta de estimulación se grafica a continuación:

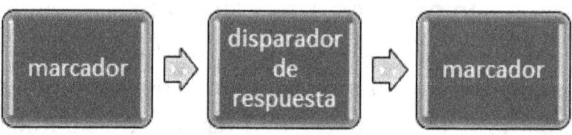

Si contemplamos que esta secuencia se realiza en el marco de un estudio comportamental se convierte en:

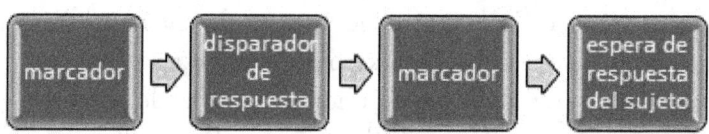

La respuesta por lo general sobreviene en presencia del marcador, es decir, cuando el disparador ya cesó, o puede darse en simultáneo a la presencia del disparador. El tiempo de manifestación de la respuesta es a los 3 segundos comenzado nuevamente el marcador.

Antes se consideraba sólo el agente disparador de respuestas como estimulación y a los marcadores solo como el ambiente preestablecido. Pero ante el avance de las pruebas psico y neuroacústicas fue necesario redefinir marcador y disparador a medida que los distintos estudios e investigaciones proliferaron en el terreno de la audición.

Según los procedimientos que se aplican en el estudio de la audición existen distintos marcadores y disparadores a saber:

- Si el marcador es el silencio y conforma el evento acústico un disparador con sonido (tono puro) este será parte de un procedimiento clásico en la audiología diagnóstica como los es la **audiometría.**
- En el caso de que el marcador sea el sonido y el disparador el silencio podemos citar la **prueba GIN** (Gap in Noise)
- En el caso que el marcador sea ruido y el disparador sea palabra pueden considerarse los **tests de habla en ruido**.

En el caso de la Audiometría tonal en cabina sonoamortiguada el marcador inicial de la prueba es el silencio determinado por las características acústicas del espacio, que anticipa los disparadores. En el caso de pistas que contienen disparadores y marcadores están las propias de la presentación de ruido de determinada banda espectral y la presencia de lagunas o brechas de ausencia de sonido (silencio) de distinta duración (por ejemplo *Gap in Noise*).

Otro aspecto imprescindible en el estudio de la audición es el *ambiente* en el que se lleva a cabo o se propone el protocolo, procedimiento o prueba audiológica. Entonces se utilizan consultorios, cubículos o cabinas que tienen tratamiento acústico, silente o sonoamortiguado. Estas condiciones son un marco de control en la aplicación de los protocolos estandarizados para el estudio de la audición, pues dan relevancia y jerarquía a los marcadores y disparadores garantizando respuestas fehacientes y confiables. Ellas pueden ser: acústicas, reflejas, motoras o verbales.

También puede estudiarse la audición en ambiente reverberante o con alta reflexión del sonido. Allí se estudia su **ecolocación** luego de que el sonido reflejado en una pared vuelve a ser percibido.

El último de los aspectos importantes en un procedimiento audiológico es la presencia de distractores. Ellos cumplen la función de desviar la atención para verificar las respuestas o por el contrario colaborar con el control del procedimiento en determinado estudio o condicionar al sujeto para la realización de la prueba. Pueden ser uni o polisensoriales: visuales, táctiles o en el caso de los condicionadores pueden ser respuestas motoras que acompañan a la percepción del disparador. Pueden convivir con los marcadores o asociarse a la presentación exclusiva de los disparadores.

Pruebas para el estudio de la audición

Se puede mencionar como parte del estudio periférico de la audición: Audiometría tonal, logoaudiometría o prueba de discriminación de la palabra, con el valor del SRT (Speech Recognition Thresholdh, como el 50 % de reconocimiento de las palabras) timpanometría y el estudio del reflejo acústico estapedial contra e ipsilateral, Réflex Decay y otoemisiones acústicas.

Reconocer la magnitud de lo que medimos y con qué lo medimos es fundamental para entender el alcance de lo que podemos encontrar.

Para la OMS, Organización Mundial de la salud (2001) el sistema auditivo tiene la función de detectar sonidos, localizarlos y discriminarlos. Esto incluye sonidos complejos como el contorno acústico lingüístico del habla. Por tanto bajo este concepto, las disfunciones del sistema auditivo pueden afectar una o más funciones auditivas incluso con una detección de sonido indemne. Por ello es fundamental un abordaje combinado de pruebas tradicionales, conductuales, electrofisiológicas e incluso pruebas de neuroimágenes. Las pruebas comportamentales aportarán información al rendimiento funcional de los procesos auditivos. Las pruebas electrofisiológicas darán información acerca de la integridad funcional de la vía auditiva; y las pruebas de neuroimágenes ofrecerán información de aspectos funcionales a nivel cortical y subcortical.

Dentro de las pruebas comportamentales de procesamiento auditivo encontramos pruebas de estímulos verbales y no verbales. Las mismas pueden ser pruebas de localización y lateralización del sonido, de procesamiento temporal tales como, secuencias de patrón de frecuencia y patrones auditivos de duración. También están los test dicóticos que proponen la presentación simultánea de estímulos diferentes en cada oído, evaluando las habilidades de integración y disociación biaural. Los estímulos o disparadores pueden ser dígitos, palabras u otros eventos acústicos no verbales.

También existen pruebas de integración biaural que requieren la acción de ambos oídos para lograr un cierre auditivo eficiente de flujo acústico verbal con desfase en el tiempo. Requieren la fusión del procesamiento de ambos oídos para unificar la señal a nivel de tronco encefálico.

Otras pruebas son las monoaurales de baja redundancia del habla que permiten evaluar la capacidad del sujeto para reconocer el habla en condiciones adversas por estar degradada la señal acústica. La degradación se da por la modificación en el disparador con disminución de la redundancia o en los parámetros como frecuencia, tiempo o intensidad. Ejemplos de ellos, son la prueba de Habla Filtrada, Habla comprimida y habla en ruido.

La prueba clásica de estudio de la audición es la audiometría tonal, que revela la capacidad de detectar sonidos a la mínima intensidad posible para cada sujeto. Por lo tanto no revela cómo escucha.

Un sujeto podrá referir dificultad en: comprender en ambientes ruidosos, seguir conversaciones con más de un interlocutor o conversaciones largas, escuchar conversaciones telefónicas, dificultad para aprender un idioma o nuevo vocabulario, tomar notas al dictado, recordar la información hablada, mantener una actividad intelectual ante la presencia de ruido ajeno a la misma, y dificultad en procesar en señales no verbales como por ejemplo, la música. (Cañete O. 2006).

El Síndrome de King-Kopetky también denominado como Disfunción Auditiva Obscura (OAD) manifiesta dificultades de audición lejos de diagnosticarse solamente con estudio audiométrico. El sujeto que padece este síndrome manifiesta tener dificultades para entender el habla en ruido de fondo, pero tiene umbrales auditivos normales en la audiometría de tonos puros. La ausencia de hallazgos audiométricos anormales hacían suponer etiología psicológica o neurótica. Con la evolución de protocolos de pruebas integrales es posible identificar la patogenia de estos pacientes de considerable frecuencia en la clínica actual. (Zhao y Stephens, 2007) . Esto justifica el abordaje a través de pruebas comportamentales ya que mostrará las dificultades de escucha y las condiciones en las que se genera esa dificultad.

Segunda parte: out put

Capítulo 6

El enfoque de éste libro hace centro en el "sonido". El sonido en el marco de la comunicación humana como producido y como percibido. Respecto a la naturaleza del concepto existen autores que plantean que el sonido es una mera entidad física independiente que sólo es abordable desde la Física Acústica o las Matemáticas; mientras otros postulan que sólo cobra "entidad" si es oído y se centran en aspectos subjetivos del mismo.

En torno a éste segundo punto de vista es que la Fonoaudiología encuentra su espacio. El sonido interesa en cuanto herramienta en la comunicación humana, es decir por su función.

El avance tecnológico en las ciencias y la innovación de instrumentos de medición nos permite hoy objetivar, documentar, poner en evidencia y dar cuenta de los rasgos físicos acústicos de una función subjetiva.

Estas mediciones juegan el rol de punto de partida y complementan las aproximaciones e interpretaciones clínicas que son la materia prima de la acción fonoaudiológica.

La creciente profesionalización de la voz como herramienta de trabajo en el ámbito artístico ha llevado a necesitar de la pericia fonoaudiológica para que un creciente número de cantantes, actores, profesores, etc. desarrollen un eficaz y correcto uso vocal dentro de los parámetros de salud. La alta demanda ha provocado una expansión en el área, ya no se restringe a la rehabilitación, sino que también considera la prevención y la educación mediante programas de higiene vocal.

El fenómeno de la fonación ha sido objeto de investigación desde los tiempos de Platón (427 a C-347 a C), quien describe la voz humana como el "impacto del aire que llega por los oídos al alma". Los grandes aportes al conocimiento de la producción de la voz han sido de parte de Leonardo Da Vinci (anatomista y artista italiano; 1452-1519), quien trabajó sobre laringes humanas entregando aproximaciones anatómicas de éstas.

Luego Fabricius d'Aquapendente (embriólogo y anatomista italiano; 1537-1619) consideró al aire como la "materia que genera el sonido y le da forma", para él, el sonido no es otra cosa que una "alteración del estado del aire, una vibración, como consecuencia de una compresión".

Posteriormente, Claude Perrault (médico, arquitecto, físico y naturalista francés; 1613-1688), explica la generación de los distintos tonos de voz humana debidas a la variación de longitud y tensión de los pliegues vocales. Su alumno, Denis Dodart (médico, naturalista y botánico francés; 1634-1707) define el ligamento vocal, y lo califica de indispensable para la regulación de la tensión del pliegue vocal.

La obra "De Arte Gymnástica" publicada en Venecia, en el año 1573 y escrita por el médico italiano Gerónimo Mercuriales (1530-1606) relaciona funcionalmente la respiración con la voz, recomendando ejercicios inspiratorios y espiratorios para vigorizar la fonación. También a éste autor se debe el primer libro que se conoce dedicado a las patologías del habla y de la voz; es la obra titulada "De Morbis Puerorum Tractatus" publicada en Brasilia, en 1584. Finalmente, Manuel García inventó el espejo laringoscópico, dando inicio a la laringología como especialidad.

Fue Aristóteles (384 a C-322 a C) el primero en establecer una teoría exacta del arte vocal oratorio, relacionando los recursos vocales con la manifestación emocional.

La voz y la comunicación

La voz desde su variado marco conceptual es hoy fenómeno de estudio para la Fonoaudiología. Lo que implica concebir en su más amplio sentido un medio de comunicación personal, profesional y hasta artístico con una vasta versatilidad y variabilidad que no puede explicarse estableciendo relaciones directas con su soporte orgánico, es decir las estructuras anatómicas que la sustentan. Para su comprensión es necesario concebir su funcionalidad en interacción con el medio.

Bústos Sánchez, I (2012) introduce el concepto de la voz desde una simbiosis con el cuerpo y el medio que nos rodea. Se produce así un feedback de comunicación y emoción único que en el ser humano alcanza las cotas más altas.

La producción de la voz para el habla forma parte de un acto psicomotor que es el resultado de complejas interacciones entre sistemas psicológicos y anatómicos. (M Morrison 1998)

La impronta de lo bío-psico-sociocultural en la voz es innegable ante la evidencia no sólo de la salud sino también los usos, los roles, las concepciones estético-vocales e incluso sus requerimientos laborales. Por ello el abordaje de la voz permite y requiere sacar a la luz los fenómenos que la revelan y las herramientas de valoración clínica propias de la fonoaudiología, así como las estrategias de intervención terapéuticas diseñadas o seleccionadas e instrumentadas para un idóneo ejercicio profesional logrando así la asertiva praxis que hoy demanda el campo de la salud.

Ya en 1934 Karl Bühler, investigador alemán que condujo uno de los primeros estudios científicos sobre audición vocal, en su libro Sprachtheorie ("Teoría del Habla") cita que cualquier emisión humana –hablada, cantada o hasta una simple exclamación- presenta tres funciones: función de representación, expresión y apelación.

La voz es también linguo-dependiente, es decir, que se pone al servicio de lo que comunica realizando *ajustes motrices* en la fonación (acentuales) que uno hace por su estilo de vida y su rol social.

Mara Belhau describe las "funciones de la Voz": **Representativa**, que como vehículo del lenguaje, es simbólica. **Emotiva**, expresa quién soy y cómo estoy. **Apelativa** busca lograr un efecto en el otro.

Para todo ello la voz cuenta con una notable versatilidad a fin de producir diferentes matices en los parámetros de la voz y a la vez nuestra mente ha internalizado un código cultural que nos permite interpretarlos y reproducirlos casi miméticamente resaltando el efecto que tiene la sociedad en su conjunto sobre el uso vocal particular de sus integrantes. Es sabido que todos los individuos de una comunidad hablan en forma similar y esto abarca la prosodia, el ritmo, la melodía o entonación del habla, y también los patrones estéticos vocales o "imagen vocal". La voz puede significar un aspecto integral de la identidad de un individuo y una faceta de pertenencia colectiva a un sujeto.

Audición y voz

Las producciones vocales son monitoreadas por el oído permitiendo al sujeto establecer "autocontrol fonatorio". Por lo que cualquier patología auditiva hace perder al sujeto ese control, siendo la consecuencia la distorsión de su voz. (P. Farías 2007). En virtud, además de la asociación a nivel bulbar entre lo auditivo y lo laríngeo, existe una acción estimulatoria sobre la tonicidad cordal. Es mediante el reflejo cocleorecurrencial que al estimular sonoramente a un individuo con la misma frecuencia de su voz, éste aumenta la intensidad de su voz al incrementarse por vía refleja su tonicidad cordal. Es el principio del uso del antiguo "estimulófono".

Actualmente la presencia del sonido, ruido de fondo, entorno sonoro o incluso contaminación auditiva es asumida como una constante en la mayoría de las sociedades. Siendo estudiado este punto en relación a las dificultades que puede ocasionar en la comunicación oral en el caso aún más sensible del uso ocupacional o laboral de la voz. (Farías P. 2012)

Los entornos sonoros en los que transita la comunicación coloquial determinan en gran parte la posibilidad de generar interferencias en la producción vocal si este entorno es competitivo con la señal voz.

En este sentido, el *Speech Interference Level (*SIL) establece en función del ruido circundante cual será el umbral de inteligibilidad de la palabra. Se determina el promedio de niveles de presión sonora en 500, 1000, 2000, y 4000 Hz (frecuencias conversacionales), la distancia que media entre oyente y el locutor y el esfuerzo vocal que debe realizar este para ser escuchado con inteligibilidad medido a un metro y con un decibelímetro. Así dos personas que conversan a 0.6 metros mantienen la inteligibilidad con un nivel de ruido de hasta 62 Db. Mientras que si se hallan a 1.20 metros, el ruido no debe superar los 56 Db. (Farias P. 2012) Aquí los decibeles que se expresan son Db SPL.

Esa percepción auditiva es una habilidad natural que el ser humano posee y que además puede y debe desarrollar cuando esta habilidad se transforma en un instrumento de análisis del fenómeno vocal. Es parte del desarrollo superlativo de las habilidades auditivas en músicos, pero aplicado a la voz. Y se vincula también a científicos o terapeutas denominándolos vocólogos. El desarrollo consciente de esta habilidad está relacionado con el concepto de audición creativa, formulado por Paul Moses en 1948. El vocólogo requiere para el desarrollo superlativo de esta forma de escuchar, un entrenamiento para percibir correctamente una voz, desglosarla en parámetros y analizarla. Como así también evaluar las inferencias que pueda hacer a partir de ella.

El desarrollo superlativo obviamente se relaciona no sólo con las sensaciones auditivas como simple receptividad sino que se refieren además a lo que el pedagogo Edgard Williams denominó "Sensorialidad Auditiva". Ésto excede los límites de la percepción general y define la posibilidad del oído de ser educado, entre otros aspectos, en la discriminación clara y simultánea de los distintos componentes de un sonido musical: altura, intensidad, timbre, armónicos, recordarlo y reproducirlo eventualmente.

Esta sensorialidad auditiva es lo que se define como el *oído musical*, que el cantante debe desarrollar en constante interacción con el conjunto de las sensaciones propioceptivas desencadenadas por su fonación y que constituyen su esquema corporal vocal.

A manera de ejemplo se propone una situación coloquial mediada por una comunicación telefónica. Si el que escucha conoce personalmente al interlocutor, puede comparar la imagen formada con el propio individuo. Esta comparación, extremadamente importante, permite reconocer tres puntos: 1) las características del hablante (verbales y no verbales) que se armonizan con su personalidad; 2) las características que están en desacuerdo con su personalidad; 3) las inferencias falsas (proyecciones) del oyente. Así, la audición creativa puede ser un puente entre las cualidades físicas de una emisión y sus otras dimensiones, como la psicológica, la social, la educacional y la ocupacional. Es un constructo. Cada una de estas tres dimensiones puede llegar a expresar más de setenta elementos indicativos pasibles de análisis e interpretación de la cualidad vocal.

Se analiza a continuación algunos de esos parámetros, aquellos que inciden más directamente sobre nuestra percepción auditiva:

1) respiración; 2) altura vocal; 3) extensión vocal; 4) registros; 5) intensidad; 6) resonancia; 7) articulación.

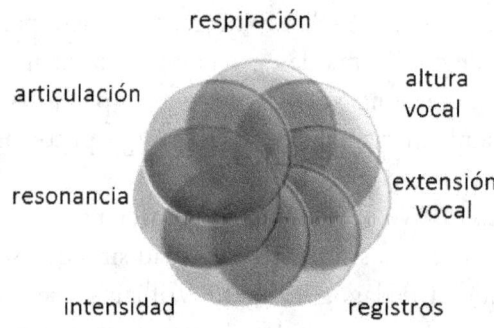

Esquema 5: Ejemplo de la relación intrínseca de los parámetros de la voz.

1.- Respiración

El ciclo respiratorio presenta dos fases, separadas entre sí por un pequeño intervalo o pausa: inspiración y espiración. En la respiración en reposo el tiempo de la fase inspiratoria es, en promedio, tres veces mayor que el de la fase espiratoria. En el bebé esto es fácilmente observable. Luego, a medida que se va desarrollando el lenguaje, el tiempo de espiración se va tornando acentuadamente más largo, para propiciar un adecuado tiempo de sustentación de la fonación.

La inspiración es la fase eminentemente activa del ciclo respiratorio: el diafragma, músculo principal en este proceso, pasa de su posición natural en cúpula a una rectificación. Con la acción de los músculos intercostales internos, aumenta el volumen de la caja torácica. Esta fase, regulada de forma refleja por un centro bulbar, puede ser interferida principalmente por vía emocional.

Más aún, en la fonación la adaptación respiratoria incluye la modificación del modo respiratorio, que en virtud de sostener eficazmente el ritmo del discurso debe ser de modo buconasal alternado.

La espiración, esencial para la fonación por la vía laríngea, es un proceso pasivo, resultante de la relajación del diafragma y de la elasticidad de las paredes musculares de la caja torácica, lo que provoca la expulsión del aire contenido.

Desde el punto de vista psicológico, la respiración indica los ritmos de la vida; es el proceso más flexible de nuestro organismo, el primero en alterarse en respuesta a cualquier estímulo interno o externo. Sabemos que a través de una respiración completa, costodiafragmática, tomamos contacto con nuestros niveles psicoemocionales más bloqueados; es fácil observar en nosotros mismos ante situaciones en las que se quieren evitar contactos o confrontaciones cuánto se modifica la respiración. Reprimiendo y limitando el movimiento diafragmático y llevando a superiorizar y restringir el flujo respiratorio. La inhibición de la respiración es una de las más inmediatas, primarias y eficaces reacciones de defensa (Reich, 1973; Gaiarsa, 1986).

Para una fonación normal es esencial que las fuerzas aerodinámicas estén equilibradas con las fuerzas mioelásticas de la laringe. Si no se consigue una relación adecuada entre cantidad de aire y altura vocal, la emisión tiembla y se torna inestable.

2.- Altura vocal

Altura vocal es un parámetro directamente ligado a la frecuencia de vibración de las cuerdas vocales. Por definición es la frecuencia de la fuente glótica, la frecuencia fundamental de la voz (f_0). Se trata de un sonido complejo.

Las frecuencias fundamentales de las voces masculinas pueden variar de 80 a 150 Hz, las femeninas de 150 a 250 Hz y las infantiles se encuentran por encima de los 250 Hz. En una población de 90 sujetos de la ciudad de San Pablo (Brasil), obtenidos por análisis computarizado, fueron respectivamente de 113,01 Hz; 204,76 Hz y 235,76 Hz.

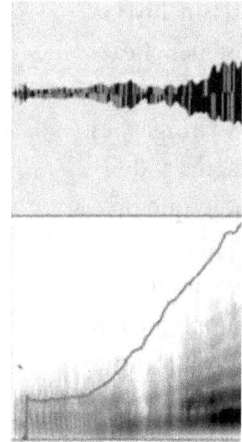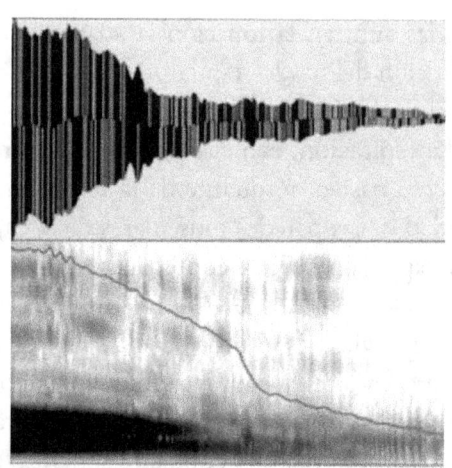

Ilustración 18: espectograma que registra parcialmente a traves de un glissando ascendente y descendente la actividad de F_0 (linea azul)

La sensación psicofísica relacionada con la altura, o sea, cómo se califica un sonido considerándolo más grave o más agudo; depende básicamente de la frecuencia fundamental de este sonido, aunque haya también influencia de la intensidad y la resonancia. Este correlato psicofísico de la frecuencia fundamental recibe el nombre de tono (pitch, en inglés) y puede ser medido de diversas maneras (mels, notas musicales, etc.).

El uso de un determinado tono tiene relación directa con la intención del discurso, de tal forma que un clima alegre es expresado a través de tonos más agudos, asociados a una mayor gama tonal, énfasis más marcado y mayor velocidad de habla.

En general, las personas de personalidad más autoritaria presentan voces más agravadas, con emisión marcada y claridad de articulación, y las personas menos dominadoras, más dependientes, tienden a tener emisiones más agudizadas, semejantes a las voces infantiles, generalmente acompañadas de articulación poco definida.

3.- Extensión vocal

La extensión vocal es el número de notas o rango frecuencial que un individuo puede emitir.

De este modo, un individuo puede emitir tonos muy agudos o muy graves que forman parte de su extensión potencial. La extensión potencial está determinada constitucionalmente, no obstante el uso de una extensión de tonos más o menos amplia, depende de factores ambientales, emocionales, educacionales y patológicos, que hablan de la historia individual de cada ser (Belhau y Ziemer, 1986).

4.- Registros

El registro se refiere a los diversos modos de emitir los sonidos de la extensión. De este modo, las frecuencias de un registro presentan cualidad vocal casi idéntica, con la misma base fisiológica, perceptual y acústica.

La cuestión de los registros vocales es bastante controvertida en la literatura científica, llegando algunos autores a ignorar la existencia de este parámetro de clasificación, en tanto que hay quienes los categorizan en siete tipos. Para el Método de Educación Funcional de la Voz (Método Rabine, Alemania) los registros vocales son cuatro: basal, pulso o "frito"; grave o "de pecho"; agudo o "de cabeza" y silbido o "loft", con zonas de pasaje entre ellos.

- El registro basal: abarca las frecuencias más graves de toda la extensión, variando de 10 a 70 Hz.
- El registro modal: Integra los llamados pecho, mixto y cabeza se encuentra entre 80 y 560 Hz. Es utilizado en el habla habitual.
- El registro elevado o loft: se ubica en las frecuencias más agudas que podemos emitir, de 160 a 800 Hz.

Las voces masculinas se direccionan al registro modal grave, en tanto que las voces femeninas al modal agudo. En la conversación diaria se usan los dos de acuerdo con la situación y el contexto lingüístico. En las preguntas y exclamaciones se utiliza el registro modal agudo y en las afirmaciones, constataciones y reflexiones el modal grave. Esta es la relación de la voz con los rasgos suprasegmentales explicados en la primera parte.

El uso balanceado de estos dos tipos de emisión indica, en general, una personalidad en equilibrio. Algunos individuos presentan un uso *divergente de registros*, pasando de emisiones en grave a emisiones en agudo sin relación con el discurso y sin conciencia de tal alteración, lo cual expresa un profundo conflicto de identificación.

5.- Intensidad vocal

La intensidad vocal es un parámetro físico ligado directamente a la amplitud de la vibración de las cuerdas vocales. Expresamos la intensidad en decibeles (Db. SPL). La sensación psicofísica relacionada con la intensidad, más fuerte o más débil, se aproxima a la sensación de volumen (loudness o sonoridad).

A nivel de la dimensión psicológica, la intensidad vocal es un parámetro que permite numerosas interpretaciones. El control de la intensidad requiere la conciencia de la exacta dimensión del otro y un refinado control de la proyección de la voz en el espacio. Una intensidad débil puede expresar poca experiencia en las relaciones interpersonales, timidez, miedo de la reacción del otro o complejo de inferioridad. A su vez, una intensidad demasiado fuerte podría provocar una situación de disconfort en el oyente. Personas con carácter invasivo y dificultades para respetar los límites propios y los del prójimo tienden a utilizar una fuerte intensidad vocal.

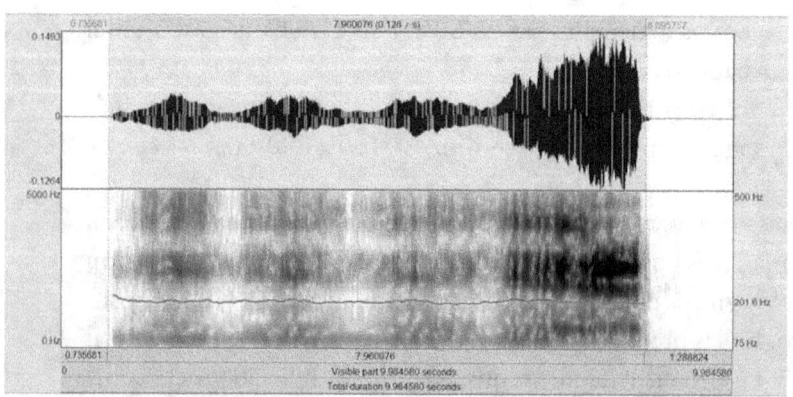

Ilustración 19: Registro de emisión del fonema "e" donde se observa solo variación de la amplitud y se mantienen F_0 constante en 201,6Hz.

6.- Resonancia

En términos generales la resonancia consiste en el refuerzo de la intensidad de los sonidos de determinadas frecuencias de la onda sonora. El sistema de resonancia vocal consta de una serie de estructuras y cavidades también llamadas *tracto vocal* que refuerza algunos de los armónicos producidos por los pliegues vocales.

Por las características de las estructuras que lo componen, el sistema de resonancia es extremadamente flexible. La resonancia es responsable, en gran parte, de las características estéticas de una voz y su proyección en el ambiente. Personas que presentan resonancia equilibrada, con riqueza de armónicos amplificados en la voz, consiguen más riqueza en sus expresiones.

7.- Articulación

La articulación se refiere al proceso de formación y producción de los sonidos en el tracto vocal y al encadenamiento de éstos en el habla corriente, lo que se denomina co-articulación. La articulación del habla implica precisión en el movimiento y coordinación de los órganos articulatorios. La función articulatoria del habla propone interceptar el aire sonorizado a nivel laríngeo dando lugar a distintos espacios donde éste aire impacta y conformando los puntos y modos de producción de los fonemas.

Existen variaciones en la calidad de la articulación, dependiendo del dominio que se tiene del discurso, de la confortabilidad de la situación de comunicación y de la aceptación mutua entre los interlocutores. Una inexactitud articulatoria temporaria expresa simplemente una pérdida del control emocional en una situación. Un habla mal articulada tiende a desvalorizar el contenido expresado por el hablante, pues en general no consigue captar el interés del oyente. Puede indicar dificultades cognitivas o falta de motivación para comunicarse.

El ritmo y la velocidad son parámetros íntimamente conectados a la articulación. El ritmo del habla traduce la habilidad de hacer fluir el pensamiento en palabras. Un ritmo excesivamente rígido, regular y uniforme resulta artificial. En tanto que un ritmo extremadamente irregular podría reducir la efectividad de la comunicación.

Capítulo 7

Fonación y voz

Fonación es un término utilizado para hacer referencia a la producción de ondas de sonido mediante la vibración de estructuras en el interior de la laringe. La fonación proporciona el componente de sonido casi regular que otorga al habla un tono audible o musical. Morrison M. (1996) expresa que los fonemas sonoros (segmentos de sonido lingüístico o eventos periódicos) son los componentes más intensos y fuertes en la señal del habla. Los fonemas "sin voz" no se asocian a un tono vocal, por tanto requieren la acción de los músculos abductores de las cuerdas vocales (músculos cricoaritenoideos posteriores) y requiere una acción diferenciada del sistema fonatorio para su producción. Son eventos aperiódicos.

Se entiende así que la voz es el producto de la acción del sistema fonatorio. Cabe reflexionar sobre la medida en que el producto como fenómeno refiere al proceso que lo origina. En éste caso la fonación se considera consecuencia y no causa del mismo y está determinado por el sistema fonatorio. Existen dos concepciones teóricas y prácticas derivadas de ésta doble visión. Quienes abordan la voz como un producto medible, cuantificable, documentable, etc. tienden a prácticas correctivas sintomáticas y sobrevaloran el registro. Por el contrario, quienes miran el proceso buscan comprender las leyes intrínsecas que rigen el mecanismo funcional que da origen al síntoma.

Dentro de esta hipótesis de proceso y producto el abordaje de la voz como fenómeno permite rescatar que un sujeto en su voz no tiene síntomas azarosos o caprichosos. La clínica no es anárquica. Existe un aprendizaje fisiológico de su patología y de las compensaciones que de ella surgen. En éste marco es donde el diagnóstico es un reconocimiento de la fisiología de sus dificultades. (Brizuela et al 2009).

Una palabra acentuada dentro de una frase suele ser más intensa, más aguda y más larga. El énfasis se expresa principalmente a través del aumento de la intensidad de una palabra o frase, y la habilidad de utilizarla en partes específicas del discurso denota la comprensión del exacto sentido que se le desea conferir al mensaje. Intensidad y altura están generalmente relacionadas: la voz que se agudiza es a la vez más intensa por facilitación de la dinámica laríngea.

La voz implica poder y posibilidades comunicativas. A través de los registros en discos y cintas de grabación, de la radio, del teléfono y de todos los sistemas electrónicos de transmisión de ondas sonoras, casi nos acostumbramos a que la voz sea la presencia del hablante.

Parámetros acústicos de la fonación

El aire genera energía. La fonación comienza cuando se pone en funcionamiento la energía aerodinámica. Ésta se modifica al llegar a las cuerdas vocales.

Hay dos tipos de energía:
- Alterna: luego del paso por las cuerdas vocales.
- Continua: Desde el pulmón a los bronquios y la tráquea.

Cuando el aire llega a las cuerdas vocales, la energía aerodinámica continua se transforma en energía acústica alterna.

Se puede considerar al aire como el elemento percutor de las cuerdas vocales, es lo que las pone en funcionamiento. La energía acústica pone en funcionamiento otras funciones.

La vibración a la que están sometidas las cuerdas o pliegues vocales necesariamente produce varias frecuencias. Es entonces una onda compleja (resultado de la coexistencia en el mismo periodo de tiempo, de varias frecuencias) y periódica (se repite siempre en el mismo periodo de tiempo). Se caracteriza por tener una frecuencia fundamental, que es la frecuencia de repetición de la onda cuyo valor es el máximo común divisor de todos los demás componentes de la onda (armónicos).

Además posee una serie de vibraciones armónicas de mayor frecuencia, generadas por distintas partes de la cuerda, que son múltiplos de la frecuencia fundamental y se suman a ella.

La frecuencia en la que vibra la cuerda dependerá del largo de la cuerda, de la tensión y de la masa de la misma.

Menor tensión: menor frecuencia < Mayor tensión: mayor frecuencia

La frecuencia es directamente proporcional a la longitud y a la masa e inversamente proporcional a la tensión de la cuerda.

Se pueden determinar los valores de los tonos que conforman una onda periódica compleja, mediante la aplicación del teorema de Fourier, que dice que toda onda periódica, por más compleja que sea, puede representarse como la superposición de vibraciones periódicas simples (análisis de Fourier) cuya fundamental F (frecuencia) o (cero) es la frecuencia de repetición de la onda base. Y a partir de la sumatoria de cada onda, puede recomponerse la onda compleja (síntesis de Fourier)

La frecuencia fundamental o F_0 define las características básicas del sonido vocal. Su frecuencia referencia, entre otras cosas, al sexo de la persona. Los valores de la Fo se encuentran en el siguiente rango.

Hombre: F_0 de 70 a 200 Hz
Mujer: F_0 de 150 a 300 Hz
Niño: F_0 de 200 a 400 Hz

Características acústicas de la voz

Altura: se mide en Hertz (Hz ciclos por segundo). Por lo que la frecuencia de un sonido vocal me dará su tono. La gama de frecuencias que el oído humano puede percibir es de 16 a 16.000 Hz

Intensidad: se mide en decibeles (Db-SPL) y depende de la amplitud con que vibran las cuerdas vocales en virtud de la corriente de aire espirado. Los oídos humanos comienzan a percibir el sonido a un nivel de decibelios de unos 5 Db, lo que se llama el umbral de audición. Cerca de 130 Db el nivel de amplitud de sonido es lo suficientemente alto como para sobrecargar nuestras limitaciones humanas, y en efecto, dañar los oídos. Lo que se conoce como el Umbral de dolor (Pierce 109).

Timbre: también llamado color; estará dado por los armónicos que contenga el sonido vocal luego de atravesar el tracto vocal.

Una vez producido el sonido fundamental a nivel glótico (con mayor o menor intensidad según la presión con que se espira el aire) dicho sonido llegará a las cavidades de resonancia donde será modificado por la adaptación de diferentes órganos móviles (lengua, velo del paladar, labios) y fijos (dientes, paladar óseo y otras estructuras).

Bustos Sánchez I. (2012), puntualiza la función del velo del paladar como un ordenador a nivel oro faríngeo de la corriente de la voz, direccionando el aire espirado hacia la nariz o la boca y otorgándole a la producción del habla otro aspecto de identidad fonética: la nasalidad u oralidad según corresponda para cada fonema. Al ser un órgano móvil constituido principalmente por músculos y la úvula o campanilla, el velo del paladar colabora en la inteligibilidad del habla con su misión direccionadora.

Las moléculas de aire de las cavidades de resonancia están quietas, "llenando" los espacios. Las ondas generadas a partir de la percusión del aire en las cuerdas vocales movilizan las moléculas de aire de esas cavidades. Ése es el fenómeno de la resonancia.

Cada "cavidad" tiene su frecuencia de resonancia. Cuando ahí llega la frecuencia que le es propia, ésta se "enriquece" de armónicos en ese resonador que suenan acompañando a la frecuencia fundamental

Para entender esta relación, es importante conceptualizar que los "armónicos" son sonidos y como tales se generan en las cuerdas vocales.

La zona subglótica tiene una forma aerodinámica, la cual permite que el aire que viene subiendo por un espacio mucho mayor, tome más velocidad y presión al llegar a la glotis.

El sonido vocal es un sonido *compuesto* por frecuencia fundamental y armónicos. Las cuerdas vocales no son generadores uniformes.

Por tener distintos grosores a lo largo de toda la extensión, la cuerda vocal no sonoriza la columna de aire espiratorio por igual en todas sus porciones.

Las frecuencias más graves se generan en el centro. Allí aparece la F_0 (frecuencia fundamental) por ser la zona de mayor recepción de energía aerodinámica. Por ello la F_0 es la frecuencia con más energía, más fuerza y mayor masa (cuerpo) y en consecuencia es más grave.

Todas las otras frecuencias que aparecen desde el centro hacia la comisura posterior y anterior son los armónicos, es decir, frecuencias armónicas.

Según la conformación, tamaño y densidad de las cuerdas vocales, va a ser la ubicación de las frecuencias armónicas. El sonido (F_0) viaja a faringe y luego a boca. Es la única frecuencia que no va a ser filtrada. El sonido audible es la F_0. Es el tono fundamental.

En mucha menor cantidad se producen las frecuencias armónicas, ya que se van debilitando en el trayecto. Tanto que algunas son totalmente "filtradas" en el tracto vocal, que abarca desde la entrada de la cavidad oral extendiéndose a lo largo de la faringe y el vestíbulo laríngeo hasta las cuerdas vocales. Es la zona que le da "forma" o "moldea" los diferentes sonidos que la transitan.

Fuente = cuerdas vocales.
Filtro = cavidades de resonancia. Determina el tipo de sonido

Siguiendo con la lógica del análisis de la voz como "producto" se establece el siguiente correlato de parámetros acústicos y perceptuales propuesto por Gurlekian et al (1995). Se toman el trazado correspondiente a la Energía Total (E.T.) del ANAGRAF relacionando la variación acústica de la E.T. ascendida o descendida con el correlato psicoacústico de sonoridad fuerte y débil respectivamente. Variaciones acústicas irregulares con la percepción de un timbre áspero o el rápido crecimiento inicial de la Et en los ataques vocales duros.

Tomando las variaciones de la Frecuencia fundamental (F_0) su ausencia se correlaciona con el cuchicheo o la afonía y la irregularidad de la F_0 con ruido en la fonación. A su vez su ascenso o descenso en Hz corresponden a tono agudizado y agravado, mientras que en emisiones monótonas se presenta sin variación. El trazado de la F_0 se presenta con doble contorno en las diplofonías (doble tono perceptible) y con rango disminuido en las voces cuya extensión vocal se percibe limitada.

Con respecto al parámetro físico que estos autores denominan formantes se establece que ante la variación acústica de formantes altos atenuados se percibe psicoacústicamente una voz opaca caracterizada por ausencia de mordiente o brillo. El trazado denota la aparición del llamado formante nasal en voces nasalizadas. Finalmente se menciona la correlación de los formantes bajos atenuados cuando la percepción psicoacústica denota voz sin volumen. (Farías 2012)

Capítulo 8

Mecanismo de producción de los parámetros vocales

Desde el momento mismo en que la persona decide fonar -producir voz- entran en juego una serie de acciones físicas y psicológicas. La emisión se produce en el momento en que el aire inspirado, subiendo hacia la zona subglótica, vence la "resistencia" que ofrecen los pliegues vocales. Éstos aproximan sus bordes libres a la línea me dia, y entonces la columna de aire se convierte en sonido. La emisión se completa cuando el sonido atraviesa todas las estructuras del tracto vocal y sale al exterior resultando audible.

Describiendo el mecanismo de emisión encontramos un momento inicial inspiratorio en el cual las cuerdas vocales se separan dejando paso al aire hasta los pulmones. A continuación el aire espiratorio emprende el recorrido inverso (espiración), al tiempo que las cuerdas vocales aducen (se aproximan) oponiendo tensión de cierre a la presión con que fluye el aire. El momento preciso en que ello ocurre se denomina ataque o inicio de la emisión vocal. A continuación, el mecanismo se afianza sosteniendo el inter juego vibratorio de las cuerdas vocales al paso del aire: cuerpo de la emisión. Al declinar el flujo espiratorio las cuerdas vocales abandonan la línea media y abducen (se separan) finalizando con ello el sonido vocal y dejando libre el paso a una nueva inspiración y la continuación del ciclo respiratorio- fonatorio: filatura.

A continuación se propone describir los sistemas fisiológicos de producción y regulación de los diferentes parámetros de la voz.
- Parámetro acústico perceptible por el oído: altura o tono
- Parámetro físico es la frecuencia
- Descriptores observables: Variabilidad en entonación.

Extensión tonal. Gama tonal- Tono habitual.
- Sistemas fisiológicos de producción y regulación: Sistema de Tensión de las cuerdas vocales.

1-Sistema de tensión y Altura de la voz.

La elongación de los pliegues vocales determina la altura del sonido vocal. Todo músculo se denomina según su función en contracción. Por eso los flexores o extensores son los que al contraerse desencadenan la flexión o la extensión respectivamente. Asimismo toda acción se da gracias a un sistema muscular, dos músculos antagonistas al menos, uno que hace, otro que deshace, y cuando no se alternan, uno sustenta al otro en su acción.

El músculo cricotiroideo (CT) presenta en su estructura una parte recta que tira del cartílago tiroides hacia abajo y así los ligamentos se ponen en tensión, la parte oblicua del CT también genera una determinada tensión. A medida que se asciende en una escala y va aumentando la altura del sonido, el CT va contrayendo progresivamente y en el pliegue vocal la frecuencia del tono vocal (F_0) aumenta. No hay agudo sin contracción del CT y el límite superior de la extensión vocal estará dado por el grado máximo de contracción del CT.

A medida que el CT alcanza su máxima contracción, el Vocal o tirovocal (haz interno del tiroaritenoideo), su músculo antagonista para el sistema de tensión, se elonga progresivamente. A la inversa, a medida que se desciende gradualmente en una escala, se contrae el músculo Vocal (ahora agonista) mientras se va relajando el CT. Así funciona el Sistema de Tensión para la regulación del Tono Vocal (parámetro altura tonal). Ascender el tono hacia los agudos, implica aumentar la tensión y la actividad del músculo CT. La regulación de la altura hacia los graves, exige la activación en contracción progresiva del músculo vocal y al mismo tiempo, la relajación del CT. La calidad y coordinación en ésta acción se denomina sinergia, es un concepto de adecuación y colaboración permanente al interior del sistema, para lo cual el tono muscular propio de los músculos que participan debe ser adecuado y flexible.

Para que todo esto se dé tiene que existir un sistema solidario de coordinación y equilibrio muscular.

A continuación se mencionan los "descriptores" del sistema de tensión que dan cuenta del funcionamiento del sistema. Sus posibilidades de acción, coordinación y sinergia.

Extensión vocal

Llamamos extensión a la gama tonal que abarca una voz. Se registra convencionalmente desde la nota más grave que se puede emitir hasta la más aguda que logra o bien consignando ambas correlaciones en Hz. Farías P (2007), propone excluir el registro pulso y consignarlo según el número de semitonos que abarca. Hirano (1981) menciona el rango de frecuencias de fonación fisiológico (RFF) -cuyo promedio puede alcanzar entre dos octavas y media y tres octavas- y el rango de frecuencias musical (RFM) menos extenso que el anterior.

Tesitura

Es la zona confortable dentro de la Extensión vocal. Es el ámbito tonal en que la voz se mueve con soltura, sin esfuerzo y sin peligro para la laringe. «Por ejemplo, toda voz femenina puede emitir un intervalo de DO_3 a MI_3, pero la insistencia en esa zona de una soprano ligera hará que se sienta incómoda y puede acabar siendo perjudicial para su laringe. En cambio, a una contralto le resultará fácil". (Bustamante C. 2012).

Tono habitual

La cantidad de vibraciones por segundo de las cuerdas vocales determina la frecuencia fundamental (F_o) por tanto, las diferentes alturas tonales se obtienen a partir de la elongación de los pliegues vocales. De ese modo, al contraerse el músculo tensor de la cuerda vocal (cricotiroideo) ésta aumenta su longitud y tensión incrementando la frecuencia fundamental. Es decir, emitiendo sonidos más agudos y viceversa. En el habla la frecuencia fundamental varía con los patrones entonativos. Este rango suele ser de cuatro o cinco tonos. Farías recomienda obtener la F_0 escuchando y cotejando el tono con un teclado por ser la más eficaz, si bien requiere entrenamiento auditivo por parte del examinador. Luego se consigna en Hz cotejando en la tabla de correspondencia de notas musicales y frecuencias en Hz ó valerse de alguna otra herramienta de medición, tal como programas de análisis acústico y gráfico de los sonidos.

Existe una relación entre los sonidos de la escala musical y las frecuencias a las que se equiparan en Hertz que a continuación se expone:

Tabla 3: equiparación de los sonidos de la escala musical y las frecuencias en Hz (Tomasini M. 2007).

Nota de la musical	Frecuencia en Hertz
do	261
re	293
mi	328,8
Fa	348,3
sol	391,1
La	438,9
Si	492,7
Do	522

Tono habitual hablado

En el habla de una persona, siempre hay alguna frecuencia que se repite más cantidad de veces. Existe un tono llamado "óptimo" para cada persona, en relación directa con la individualidad de su aparato vocal y la funcionalidad del mismo, innato y adquirido.

Al respecto Cristina Jackson Menaldi (1996) indica que la frecuencia del mismo varía continuamente según los patrones de entonación y acento. Los límites de variación son de 1 a 2 octavas. Los valores más frecuentes son de 125 Hz para una voz masculina, 250 Hz para una voz femenina y 350 Hz en los niños.

La frecuencia vocal también ha sido estudiada por varios investigadores. Se sabe que las voces de las mujeres tienen una frecuencia más alta que las voces masculinas. Camargo et al (2007) citan que los valores medios normales de voces en:

Tabla 4: relación entre el género y la frecuencia vocal (Tomasini M. 2007).

Voces según el género	Valores medios de la frecuencia vocal
Masculinas	105,7 Hz, 115,3 Hz, 117 Hz, 120 Hz, 125 Hz, 127,61 Hz, 134 Hz
Femeninas	206 Hz, 215 Hz, 217 Hz

Registros Vocales

Manuel Garcia(1805- 1906), artista y profesor de canto, investigador y el primer científico de la voz señaló que un registro es:

"Una serie consecutiva y homogénea de tonos desde los graves a los agudos producidos por un mismo principio mecánico, y cuya naturaleza difiere de otra serie de tonos igualmente consecutiva y homogénea producida por otro principio mecánico".

Esta definición aún sigue siendo utilizada en textos científicos, sin embargo actualmente el conocimiento de este tema se ha expandido y se puede señalar que los registros vocales han sido estudiados desde cuatro aspectos: fisiológico muscular, aerodinámico, acústico y perceptual.

El esquema propuesto por el Método Rabine (Alemania) cuyo balance entre lo fisiológico y pedagógico otorga gran claridad a la comprensión de los fenómenos vocales en el canto se propone a la siguiente tabla:

Tabla 5: Tabla de relaciones acústicas y fisiológicas de los registros.

Registro	Hz.	Caracterización
Registro Pulso, basal o frito	hasta los 80 Hz	Corresponde al extremo grave de la voz. La mayor contracción posible del músculo vocal.
Registro de pecho:	F=80 – 100 Hz hasta 200 – 300 Hz.	Toda esa gama de frecuencias producen características en el habla espontánea. Contiene a la zona del tono conversacional.
Registro de cabeza	frecuencia 300 –400 hasta los 700 Hz aproximadamente	La cuerda vocal se visualiza "alargada" por acción del músculo tensor y esto habilita el incremento de las emisiones tonales en frecuencias agudas
Silbido o flauta:	Desde 900 – 1000 Hz y aún más según las posibilidades de cada voz.	Corresponde al extremo agudo de la voz.

El registro *basal* es el que presenta las frecuencias más graves de toda la extensión, variando de 10 a 70 Hz. Recibe el nombre de "pulso" pues perceptualmente se caracteriza por ser pulsátil, llegándose a oír los pulsos de vibración (pequeñas explosiones) durante la emisión. La intensidad en este registro es muy débil y la observación laringoscópica muestra cuerdas vocales cortas y gruesas. La corriente aérea entre las cuerdas vocales es mínima, pero por la misma razón la presión subglótica es muy elevada. Algunas personas lo usan constantemente en su fonación, como "recurso de técnica vocal", observándose principalmente en locutores durante los finales de frase.

El registro *modal* es el que se utiliza generalmente en habla habitual. Aquí se integra el registro de pecho y de cabeza. También llamado mixto.

Consta de tres subdivisiones: grave, medio y agudo. Las frecuencias fundamentales de este registro se encuentran entre 80 y 560 Hz. Por su importancia, las subcategorías grave y aguda son designa-

das también como registro grave y registro agudo. Profundizando el análisis se puede observar que:
- En el registro modal grave encontramos la laringe baja, con cuerdas vocales espesas y con gran masa, superficie de contacto extensa a la fonación y vibraciones amplias. Tal configuración facilita la emisión de los tonos graves y es encontrada predominantemente en hombres.
- La subcategoría media representa una fase intermedia entre la grave y la aguda, y corresponde fisiológicamente al inicio de la contracción del músculo cricoaritenoideo, en el pasaje de la configuración de los ajustes musculares desde la región grave hacia la aguda. En esta subcategoría generalmente las notas se quiebran, lo que puede o suele ser compensado con una constricción muscular que puede incluso ser percibida propioceptivamente. Esta dificultad no se observa en emisiones adecuadas.
- En el registro agudo la laringe se encuentra en posición alta en el cuello, cuerdas vocales tensas, alargadas y con mínima superficie de contacto y vibraciones de menor amplitud. Esta configuración facilita la emisión de tonos agudos y su uso es predominante en mujeres.

El registro *elevado o loft* posibilita emisiones en frecuencias más agudas. Entre los 160 Hz a 800 Hz y a veces más. En relación al registro modal presenta una fonación suficientemente distinta como para constituir una categoría diferente, si bien algunas veces tiende a confundirse con la modal aguda. En este registro las intensidades de emisión son débiles, las cuerdas vocales se presentan muy delgadas y la superficie de contacto es mínima, apenas en el tercio anterior, con vibraciones restringidas a esta región. No se observa un cierre completo de las cuerdas vocales a simple vista debido a que el ojo humano no tiene la capacidad de percibir tal cantidad de vibraciones por segundo, razón por la cual "promedia" la visión. Debido a que la fase de apertura de las cuerdas vocales durante la vibración es de mayor duración que la de cierre, las cuerdas "parecen" estar separadas. Sin embargo, un análisis con luz estroboscópica revela que sí existe fase de contacto, por lo que los "hiatus" diagnosticados por la visualización del comportamiento cordal en frecuencias agudas, no tienen validez clínica sin la debida corroboración.

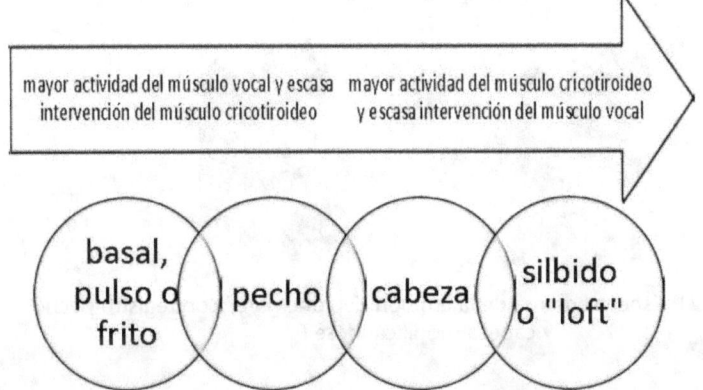

Esquema 6: Secuencia de los registros en la actividad fisiológica vocal donde la intersección de los círculos referencia los pasajes de los mismos.

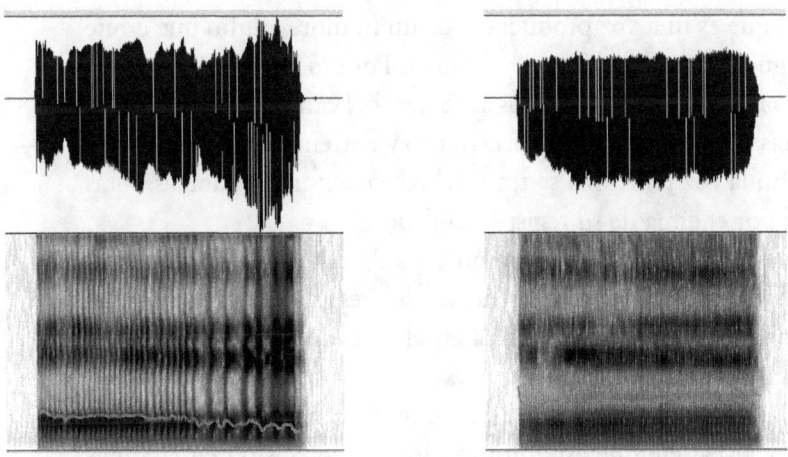

Ilustración 20: Espectrograma de la emisión del fonema /e/ con registro pulso y de pecho modificandose F_0

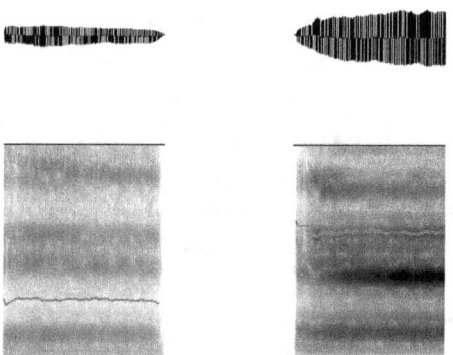

Ilustración 21: Espectrograma de la emisión del fonema /e/ con registro pecho y cabeza modificándose F_0

¿Y qué es el falsete?

Es un término controvertido. Jackson Menaldi C. (1996) determina que es una voz producida por un hombre adulto que emite notas agudas parecidas a las de la mujer. Por eso se le llama registro "falso" o falsete. En los primeros años del "bel canto" se denominaba falsetistas a los cantantes que hacían uso y entrenamiento de éste registro. En la voz femenina se trata del registro normal para las notas agudas, por encima de su registro hablado.

Desde una mirada contemporánea de la técnica vocal, ubicamos al falsete, dentro del ya mencionado "registro de cabeza", aclarando que no difieren en demasía en el mecanismo fisiológico que los sustenta.

Perelló J. (1982) puntualiza como diferencias entre la Voz de Cabeza y el Falsete que éste último carece de precisión en la afinación, se produce con un cierre condal posterior insuficiente dejando parte del sonido sin sonorizar, y por ello es de inferior calidad sonora y tímbricamente opaco. Esto último es lo que hace que se lo reconozca auditivamente con facilidad. Perelló concluye, entonces, que se llama falsete a la voz de cabeza cuando es de mala calidad. Ello puede resultar un muy buen punto de partida cuando el estudiante de canto nobel no ofrece otra posibilidad de emisión en agudos, pues es muy pasible de ser entrenada con buenos resultados.

Farías P. (2007), enuncia que el músculo CT y músculo vocal difieren en la forma de tensión: el primero produce una tensión isotónica y el vocal produce una tensión isométrica.

Iso: igual; *metría*: medida. Aumenta el tonismo pero el largo del músculo es el mismo. Esto lo hace el Vocal.
Iso: igual; *Tonía*: tensión Cambia el largo del músculo. Esto lo hace el CT.

La resolución del *Pasaje* de un registro a otro se da como consecuencia del interjuego de ambas tensiones. Al ascender hacia la zona de pasaje se debe disminuir la tensión isométrica reemplazándola por el aumento progresivo de la isotónica (elongación). La recuperación terapéutica de la Sinergia al interior del sistema muscular intrínseco de tensión conduce a la salud vocal. Por el contrario la misma autora manifiesta que la "imposibilidad del logro de este equilibrio, a pesar de los intentos, es un fuerte indicador de lesión no remisible (ej. nódulos fibrosos).

Pasaje: corresponde a determinadas notas de transición entre registros vocales. Son las "notas de paso" en las que se pone en juego la Sinergia y coordinación muscular para dar paso a un nuevo mecanismo fisiológico en virtud del cual acceder a la siguiente gama de notas.

Facal M.L, (2012) menciona que los pasajes en las escalas musicales ya sean ascendentes o descendentes requieren una transición citada como *notas de paso* o *pasaje* entre registros de pecho y de cabeza, que se identifican en cada categoría vocal. En el desarrollo superlativo de la voz especialmente en la voz cantante se espera que ambos registros sean unidos en la ejecución de la voz a fin que el oyente no llegue a detectar su tránsito logrando así una *igualación de registros* o registro único.

Tomados como expresión de la zona de relevo más sensible existen otros pasajes, que representan los ajustes de diferente grado de la misma tensión muscular. Ellos pueden producirse en el ascenso: Tensión isométrica a isotónica o descenso: Tensión isotónica a isométrica.

El fonoaudiólogo, académico e investigador chileno Marco Guzmán (2011) se refiere al respecto de los registros y pasajes de la voz como uno de los tópicos más controversiales en el ámbito de la ciencia de la voz cantada. "Este hecho se produce principalmente por la naturaleza subjetiva que poseen los registros de la voz, los cuales producen sensaciones de vibración en diferentes partes del cuerpo, variando según la altura tonal y el mecanismo fonatorio que se esté utilizando".

Desde siempre los cantantes han aprendido la técnica a través de sensaciones e imágenes mentales y probablemente siempre seguirá siendo así. A pesar de ser esta forma de aprendizaje adecuada, posee un problema al momento de querer discutir o estudiar los registros. Esto ocurre ya que al ser las sensaciones corporales subjetivas y por lo tanto individuales, la terminología utilizada por un maestro de canto o cantante puede ser diferente a la de otro. O también puede ocurrir que dos profesores utilicen la misma terminología en referencia a sensaciones diferentes e incluso a aspectos fisiológicos diferentes.

"Es por ésta razón que es necesario conocer los registros de la voz no sólo a través de las sensaciones (que son muy importantes), sino que además a través de su fisiología y terminología más científica. Este conocimiento es imprescindible cuando se desea hacer docencia en voz, hablar sobre fisiología, hacer investigación, o simplemente discutir sobre el tema"(M. Guzmán 2011)

- Parámetro acústico perceptible por el oído: la intensidad
- Parámetro físico: amplitud
- Descriptores observables: rango de intensidad fonatoria- Intensidad habitual utilizada- Variabilidad.
- Sistemas fisiológicos de producción y regulación: Sistema de masa.

2- Sistema de masa e intensidad de la voz.

Los pliegues vocales tienen la facultad de "adelgazar" instantáneamente, pudiendo enfrentarse algunas veces como gruesos rodetes y otras como finas láminas. O sea, se observan cambios en la masa de los mismos. Así, mientras más masa, más presión de aire se necesitará para ponerla en movimiento. Entonces si se sabe que la intensidad aumenta al incrementarse la presión subglótica, se comprueba que la masa regula el volumen de la voz.

Si se traducen ambos componentes antagónicos a términos musculares estaríamos en condiciones de entender el sistema de masa, ya que la presión subglótica es una resultante de la acción de los músculos espiratorios y su coordinación y sinergia con los inspiratorios. Entonces, en un punto se encuentra el tiroaritenoideo y su atributo de agregar masa en vibración y viceversa y en el lado opuesto, el sistema muscular respiratorio cuya acción, coordinación y sinergia originan el tipo de soplo que regula, equilibra y balancea la masa en vibración.

Rango de intensidad fonatoria

Para su medición se sostiene una vocal /a/ en diferentes frecuencias y se registra con un decibelímetro. El margen de intensidad varía con la frecuencia siendo más alta en las medias y disminuyendo en los tonos más graves y agudos. Además el promedio de rango de intensidad fonatoria o RIF en una F_0 promedio es de 54 Db en hombres y de 51 Db en mujeres. (Hirano 1981) Se regula desde el aumento de la "masa" y su relación con el flujo aéreo proveniente de los pulmones en la espiración.

Crescendo: aumento progresivo de la intensidad sonora en una frase musical. Vocalmente es el mecanismo por el cual se balancea el aumento del flujo aéreo espiratorio y su presión con el aumento de la tensión de cierre de las cuerdas vocales durante la emisión. La vibración cordal aumenta su amplitud al incrementarse la masa muscular a fin de "sonorizar" el aire espiratorio generando sonidos del suave a fuerte.

Decrescendo: disminución progresiva de la intensidad sonora en una frase musical. Vocalmente es el mecanismo inverso: el flujo aéreo espiratorio y su presión disminuyen y con él la tensión de cierre de las cuerdas vocales disminuye su masa gradualmente durante la emisión. Al disminuir la amplitud de la vibración cordal el sonido va del fuerte a suave.

"Mezza voce": emisión de notas suaves y prolongadas que, por su buena impostación y articulación, dan la impresión de un gran alcance en la sala, a pesar de su reducida intensidad.

Potencia y alcance de la voz: capacidad de graduar la fuerza, el número y el tipo de los armónicos de una determinada voz para que ella llegue sonora y se proyecte fácilmente en una sala o en un teatro.

Fonetometría

Método de medición del volumen o nivel de presión sonora expresado en decibeles (SPL) enmarcando los límites máximos y mínimos que un sujeto puede mantener en una emisión vocal de al menos dos segundos en un tono determinado. Permite obtener un campo vocal que se registra en una gráfica de diagrama cartesiano (eje de las intensidades y eje de las frecuencias) las posibilidades vocales (intensidad de la emisión) en interacción con la gama de tonos de la Extensión vocal. De este procedimiento resultan dos curvas una superior y otra inferior que conforman el campo vocal donde a la izquierda de la gráfica se ubicarán las frecuencias más graves que el sujeto puede producir y hacia la derecha las frecuencias más agudas.

Elgström Misol E, (2006) menciona el uso de este método considerando el registro de la emisión de la vocal /a/ para ésta prueba, con una duración mínima de la emisión de 2 segundos para ser consideradas. Propone protocolarmente la prueba con el sujeto en postura preestablecida: de pie, con una distancia fija de la boca al micrófono, se coteja con un sistema computarizado y ficha de informe del fonetograma.

Tradicionalmente el fonetograma se lograba construir con recursos como un piano o teclado y un sonómetro o decibelímetro y registrando manualmente. Actualmente este proceso se encuentra informatizado.

Para este procedimiento como lo que se pretende registrar es la señal vocal de un sujeto, se propone un ambiente sonoamortiguado o que funcione como marcador de la señal a procesar.

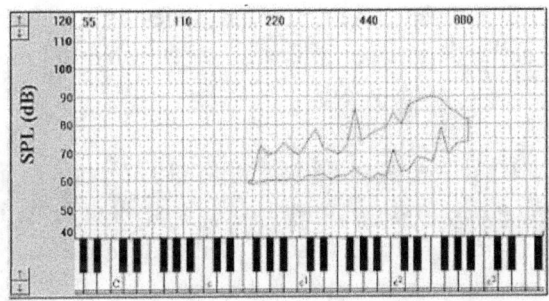

Informe del fonetograma

	Total (Hz)	Total (semitonos)	Mínima (Hz)	Nota mín.	Máxima (Hz)	Nota máx.
Extensión tonal:	695	27	185	f#	880	a2

	Total	Mínimo	Máximo	Área: (dB x semitonos)	
Margen dinámico (dB):	30.3	59.2	89.5		376.1

Ilustración 22: ejemplo de fonetograma y de informe presentado por Elgström Misol E. Fonetometría: una propuesta de protoclo.Phonica.2006: 2;3

Este procedimiento arroja resultados que permiten el registro de la evolución vocal bajo un entrenamiento o bajo intervenciones terapéuticas.

- Parámetro acústico perceptible por el oído: duración
- Parámetro físico: el tiempo.
- Descriptores observables: tiempo máximo de fonación, eficiencia fonatoria, fluidez, inicio vocal y filatura.

- Sistemas fisiológicos de producción y regulación: sistema de cierre.

3- Sistema de cierre

El movimiento más amplio y observable de los tres sistemas musculares intrínsecos de la laringe es el resultante del sistema de cierre.

Es el que pone las condiciones de aducción cordal a partir de las cuales los otros dos sistemas pueden funcionar. Contribuye al timbre, el cual no sólo depende de las cavidades de resonancia, como tantas veces se ha dado a simplificar, sino también del modo de aproximación de las cuerdas vocales.

Farías P. (2007) describe, citando a Fink (1975), la teoría *de Couplage mecánique o de plicatura progresiva*, que se basa en la importancia de la elasticidad laríngea y su posibilidad de plegarse en cuatro grados que van de menor a mayor cierre:

1. **Respiración**: mayor grado de apertura.
2. **Fonación**: segundo grado de plicatura en el que se acercan las cuerdas vocales.
3. **Esfuerzo muscular**, tos y defecación tercer grado de plicatura en el que a las cuerdas vocales se añade el cierre de bandas y vestíbulo, bloqueando herméticamente la luz laríngea.
4. **Deglución**: cuarto y último grado de plicatura en el que se añade al cierre hermético una subida importante de la laringe que se inmoviliza bajo la base de lengua, a la vez que la epiglotis baja hacia atrás como una tapa sobre la laringe.

Aunque Fink concluye en que hay una correlación estrecha entre calibre de luz laríngea y altura laríngea, volviendo a la musculatura intrínseca de cierre de las cuerdas vocales, encontramos que el único abductor de la glotis, el cricoaritenoideo posterior (**CAP**) y su contracción se encuentra sincronizada con los movimientos respiratorios.

Los músculos cricoaritenoideo lateral, interaritenoideo y tiroaritenoideo lateral (haz externo del tiromuscular) son sus antagonistas, por tanto, aductores de las cuerdas vocales.

Ataque o inicio vocal

Se denomina ataque al momento de inicio de la fonación. Existen diferentes términos para explicar los "tipos de ataque vocal" más frecuentes.

Tanto el ataque como la finalización de la emisión, estarán supeditados principalmente a la dinámica respiratoria, y al control de ésta sobre la presión del aire espirado, como también a la integridad de la función de cierre glótico.

En éste caso, como en otros, al hablar de técnica vocal, los términos buscan generar la imagen que represente mejor al mecanismo en cuestión.

Ataque vocal blando o equilibrado: resulta del balance flexible de la tensión de cierre de las cuerdas vocales y la presión espiratoria, además coordinadas en simultaneidad en el momento del inicio de la emisión.

Ataque vocal duro: también llamado "brusco" pues se produce una aducción (aproximación) brusca de las cuerdas vocales que es audible y se percibe como un "golpe" del sonido. Muchas veces éste cierre antecede al inicio de la espiración o la supera en tensión, por lo que es necesario una mayor presión espiratoria para "vencer" la resistencia del cierre y poner en vibración las cuerdas vocales. También se le ha llamado "golpe de glotis".

En un ataque vocal soplado, se escucha la corriente de aire acompañando o precediendo el inicio de la fonación. Es decir que la tensión aductora (de cierre) cordal es insuficiente ante la presión del soplo espiratorio.

Si el inicio de la fonación no logra obtenerse de una manera funcional y coordinada, será muy difícil equilibrarlo en el resto de la emisión de la frase.

Cuerpo y filatura de la emisión

Por otra parte, en el discurso fonatorio - ya sea una línea melódica o habla - el final es tan importante como el inicio. El adecuado manejo del aire espiratorio permitirá una columna de aire regular que variará a demanda del discurso.

Es muy común escuchar finales de frases "abortados" o "caídas al final de la frase" que dan cuenta de una capacidad respiratoria insuficiente para lo requerido, una frase demasiado larga, o una franca incoordinación fono-respiratoria. Cualquiera que sea el motivo, el resultado será la pérdida de una parte de ese discurso y seguramente la fatiga del cantante u orador si se vuelve un mecanismo recurrente.

Tiempo máximo de fonación

Se mide con un cronómetro la máxima duración de una emisión sostenida en vocal /a/ luego de una inspiración profunda. Nos brinda información sobre la eficiencia del cierre glótico y el control respiratorio.

Valor normal en hombres: 25 a 35 segundos.

Valor normal en mujeres: 15 a 25 seg.

El tiempo aproximado en niños es de 10 seg, variando con la edad. Se consideran anormales valores inferiores a 10 seg.

COCIENTE s/e

La prueba contrapone un sonido sordo a uno sonoro para relacionar las funciones pulmonar y laríngea. Se miden con cronómetro ambos valores y se calcula el cociente. Se considera valor normal = 1. Si la eficiencia glótica está disminuida se reducirá la capacidad de sostener la fonación pero no disminuirá la espiración- el numerador será mayor que el denominador, el índice será mayor que 1 se considera patológico un índice mayor a 1.2. Schvartz y cols (1994) proponen en Argentina el cociente s/e.

Parámetro acústico perceptible por el oído: calidad
Parámetro físico: timbre
Descriptores observables: timbre claro, oscuro, velado, ronco,

resonancia laríngea, nasal, pectoral.

Sistemas fisiológicos de producción y regulación: sistema de cierre y cavidades de resonancia: Tracto Vocal..

Timbre de la voz

Depende del modo en que se emplean las cavidades de resonancia, amplificando y reforzando los sonidos. Para Cristina Jackson Menaldi (1996) en la voz cantada la noción de intensidad corresponde a la potencia de la voz la noción de timbre se descompone en cinco cualidades; que en el arte lírico se llaman volumen, espesor, mordiente, color general (claro y oscuro) y vibrato.

- Volumen: La capacidad de generar potencia y amplitud sonora a partir de cualidades del timbre tiene que ver con la gama de armónicos que se han reforzado en el tracto vocal amplificando el sonido. Se llama "voces grandes" por ejemplo a las que pueden abordar roles líricos. Asimismo otras voces son llamadas "chicas" y abordan con soltura y suficiencia repertorio de cámara.
- Espesor: o textura de la voz describe en proporción los componentes del espectro de frecuencias de una voz en particular, como pueden ser soplosidad, aspereza, ruido, etc.
- Mordiente: es la brillantez y esplendor de la voz. Depende de la riqueza de armónicos entre las 2500 y 3500 vibraciones por segundo.
- Color: depende de la distribución y predominancia de los armónicos agudos y graves derivados de la frecuencia inicial (la nota emitida) amplificados y / o atenuados en las cavidades de resonancia (el tracto vocal). El predominio de armónicos agudos en el espectro vocal da un resultado tímbrico claro y viceversa. Se conoce que las zonas del tracto que refuerzan los armónicos agudos son aquellas partes óseas o duras y las que refuerzan los armónicos graves son las blandas: faringe, por ejemplo.
- Vibrato: es una modulación de baja frecuencia que ad-

quiere una periodicidad de 7 a 8 vibraciones por segundo y cuya intensidad oscila entre los 2 y 3 Db. su altura alrededor de 1/4 de tono. Por ejemplo, si tenemos un vibrato con menos de 5 vibraciones por segundo es fácil detectarlo con nuestro oído como frecuencia diferente y es desagradable. Esto puede deberse a fatiga muscular tensión emocional o una contracción excesiva de los músculos intrínsecos de la laringe. También resultará desagradable si es demasiado rápido (más de 8 por segundo)o una contracción excesiva de los músculos intrínsecos de la laringe.

A manera de síntesis de lo desarrollado en este capítulo se propone la siguiente tabla que integra lo expuesto:

Parámetro psico-acústico o perceptual	Parámetro Físico	Sistemas de producción y regulación
Altura o Tono	Frecuencia	Sistema de Tensión.
Intensidad	Amplitud	Sistema de Masa.
Calidad	Timbre	Sistema de Cierre. Tracto vocal.

Ilustración 23: Correlato entre los parámetros y los sistemas de los producen y regulan

Con gran mérito Pinho M y Jovacziño Bastos P integran en la gráfica de un fonetograma la clasificación de las voces, y sus correspondencias tonales los registros de cada voz y las zonas de habla categorizando según sean voces femeninas o masculinas. A continuación se presenta la gráfica resultante:

Ilustración 24: del cuadro de habilidades vocales y sus correspondencias tonales Adaptado por: Silvia María Rebelo Pinho y Priscila Rodriguez Jovacziño Bastos

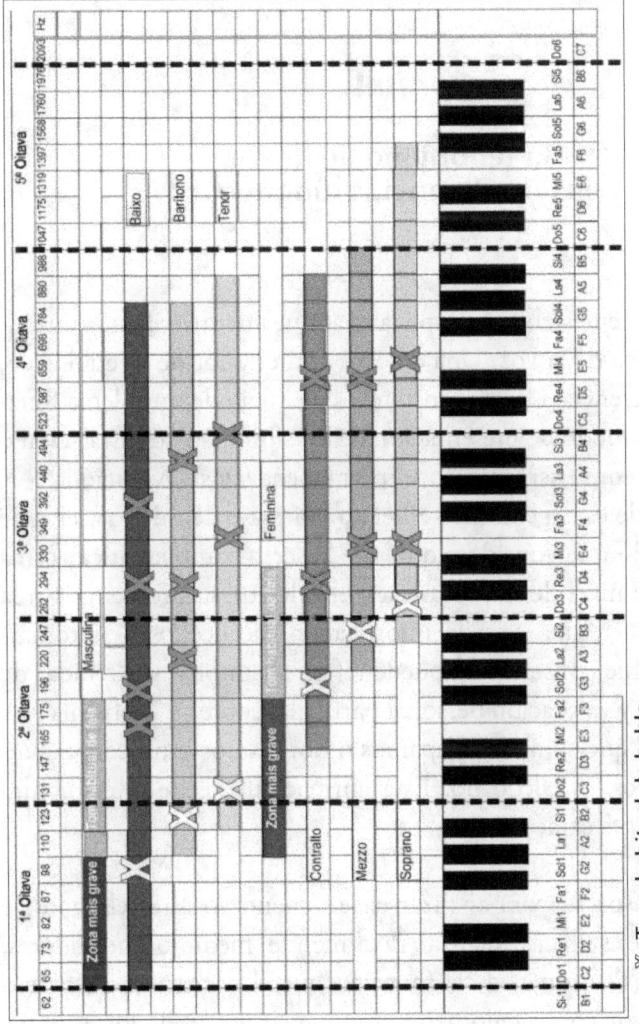

X: Tono habitual de habla

X: Zona de paso de registros (pecho, medio, cabeza, falsete)

Capítulo 9

El fenómeno de la voz y sus implicancias diagnósticas

Se pueden establecer implicancias que circunscriben la instancia diagnóstica de la voz. Una de ellas será el valor de lo etiológico, que hace referencia a las circunstancias de inicio del problema fonatorio, otro al modo de presentación de los síntomas, su instalación o remanencia, como así también su permanencia y su evolución.

Para ello es hegemónico el relato por parte del sujeto acerca de su voz y de lo que considera que puede ser su problemática acerca del inicio, su nivel de importancia y el valor de su problema. En la anamnesis, se recaba aquélla información (de hechos o síntomas) de la que él fue consciente y puede referir y también va "teñida" de sus creencias y valoración personal particular sobre su problema : La voz refleja lo que somos, lo sepamos o no, seamos o no conscientes o consintamos en ello o no. Esta afirmación excede la estructura anatómica y sus características.

Otro aspecto para analizar el fenómeno vocal es el abordaje clínico donde es preciso analizar, documentar, medir los indicadores, signos y otros síntomas de la fonación que el paciente no refiere o registra. La voz como fenómeno espontáneo no revela los aspectos morfológicos de las estructuras que la producen de manera unívoca. Se revela que los sujetos que padecen nódulos cordales el 15% no tienen evidencia vocal como expresión clínica evidente, más en quienes saben cómo enmascarar.

En la actividad coloquial habitual se manifiesta un "recorte" de las posibilidades y recursos que el sujeto realiza según cuestiones de elección personal individual, situacional modificando espontáneamente los parámetros incluso en personas que no cuentan con ningún tipo de entrenamiento ni conocimiento vocal.

El fenómeno vocal también se remite a un rango de *posibilidades fisiológicas*. El tono habitual hablado de un sujeto es una manifestación de la acción cordal pero sus posbilidades configuran un repertorio cuantificable y que pueden expresarse en la totalidad de tonos posibles de emitir entendidos como la extensión vocal.

Otro aspecto que es incluido en la valoración de la voz son la flexibilidad y limitación del aparato fonador. El aparato fonador al igual que un circuito posee una altísima capacidad de compensación. La manipulación de alguno de sus segmentos redundará en la modificación de alguno de los indicadores más relacionados y flexibles desde el punto de vista fisiopatológico. Por lo cual las estrategias para valorar la flexibilidad y limitación del mismo deben ser contempladas tanto en la etapa diagnóstica como en el uso terapéutico.

Otro aspecto importante en la diagnosis es la *fisiopatología* que sustenta la voz y la interconexión entre los síntomas, su relación y jerarquía.

Además de los aspectos precedentes el *pronóstico* analizando los patrones vocales según el uso que se reconoce permite visualizar el impacto en la consecución del uso, la vulnerabilidad de la estructura laríngea remite anticipar la evolución de los cuadros vocales. Metafóricamente se la puede estipular que es como "sacar una foto".

Ahora bien: ¿cuál es la situación de la voz en el momento actual? Se equipara a la idea de tomar la temperatura por ejemplo en un sujeto con un cuadro febril. Esto habilita la posibilidad de conocer la severidad del cuadro o sus parámetros de salud.

En este sentido, Hirano (1991) refiere que el fenómeno vocal no puede ser abarcado por una única medida y los instrumentos de medición de la voz solo son parcialidad de la misma.

"no existe ninguna medida única, cualquiera sea ella con la cual se puedan evaluar todos los aspectos de la función vocal. Cualquier prueba de la función vocal, no importa qué tan útil sea, sólo puede evaluar una parte de la función vocal". Hirano (1991)

Como fenómeno complejo e integrado por aspectos musculares, aéreos, y acústicos se debe contemplar qué aspectos de la función vocal son evaluados con cada prueba, test o destreza vocal, y cuáles no se manifiestan en las mismas.

Entendiendo este fenómeno se pueden abarcar dentro de las pruebas y las generalidades de medición las siguientes categorías:
- Pruebas relacionadas a la aerodinámica y a la eficiencia glótica
- Pruebas relacionadas con la frecuencia fundamental, nivel de presión sonora y registro vocal
- Pruebas relacionadas con la vibración vocal
- Análisis acústico y evaluación perceptiva
- Inspección visual de la laringe
- Rayos X e imágenes de resonancia magnética
- Electromiografía
- Pruebas relacionadas con la función respiratoria
- Pruebas de audición

Pero entendiendo que la actividad vocal es un comportamiento que sincretiza acción muscular, acción aérea y acústica es preciso agregar una metodología que aporta información fundamental sobre la voz y sus usos: la *técnica de palpación laríngea* donde se analizará la postura del órgano vocal y las relaciones de los sistemas osteomusculares involucrados y/o accesibles. (Bige-Serra 1996)

La voz como dimensión de estudio fonoaudiológico.

Postura y movimiento

Partiendo de la premisa del cuerpo como "estuche" de la voz, podremos comprender la importancia de su trabajo y dinamismo en la técnica vocal.

La postura será un condicionante importante de la tensión o distensión que aloje el cuerpo. Especialmente al momento del uso de la voz, la postura será responsable muchas veces del resultado audible. El ejercicio postural debiera proporcionar sensaciones placenteras y de confort.

En la medida en que el cuerpo sostenga sus puntos de apoyo y alineación postural, disminuyen las posibilidades de contracturas, y molestias vocales, favoreciendo la emisión.

En este sentido, será menester registrar las incomodidades que pudieran surgir al mantener mucho tiempo la misma postura, para lo cual, se sugiere caminata, constantes giros e inclinaciones que favorezcan el registro de la tensión.

Concepto de cadenas musculares

Las cadenas musculares dan lugar a la idea de funcionalidad. Si bien al mencionarlas vamos a enumerar y describir músculos y sus acciones, no se trata de un concepto anatómico, sino funcional.

En el hombre existen ocho cadenas musculares con predominio de función tónica, compuesta cada una de ellas por varios músculos con múltiples planos de acción. Las cadenas se combinan entre sí para satisfacer el control postural, y se acompañan de relaciones funcionales tan marcadas que nos permiten considerar a todos los músculos de una cadena como si fueran uno solo. Toda acción en un lugar de la cadena, tiene una repercusión inmediata a distancia sobre otros elementos de la misma cadena.

Existen dos cadenas musculares principales:

- *posterior:* Comienza en la base del cráneo y acaba en el talón. Incluye los músculos espinales, los glúteos, los isquiotibiales y los gemelos. Esta cadena se debió contraer para que nuestros antepasados pasaran de la postura a cuatro patas a la erecta.

- *Anterior*: Incluye los músculos escalenos, costales, aductores y anteriores de la pierna. Influye en la respiración, y junto a la cadena posterior determina la postura en estático y la silueta

También existen seis cadenas secundarias

1. Inspiratoria
2. Superior del hombro.
3. Antero-interna de brazo
4. Anterior de Brazo.
5. Anterior de Cadera.
6. Posterior de Cadera.

Al momento de llevar a cabo un entrenamiento respiratorio que favorezca a la función vocal, se considerarán entonces todos aquellos movimientos, que, en función de las cadenas musculares, permitan un mejor equilibrio postural y dinamismo.

Respiración

La correcta respiración es un pilar básico en la producción normal de la voz y el habla. De allí la importancia de la readaptación del mecanismo respiratorio puesto en función de los sonidos.

La función primordial del aparato respiratorio es garantizar la hematosis, es decir, proporcionar oxígeno a la sangre arterial y eliminar anhídrido carbónico de la sangre venosa (Escolá Balaguero 1989, Aronson 1990, Le Huche 1993, otros). En forma secundaria el aparato respiratorio debe proveernos del soplo necesario para distintas producciones tales como toser, silbar, cantar y gritar. (Farias P. 2007)

La respiración pasiva, cuando estamos en silencio o en reposo, consta de un tiempo inspiratorio y otro espiratorio separados por pausas. En la inspiración la laringe desciende y se ensancha la caja torácica aumentando de tamaño en sentido vertical al descender el diafragma y transversal, –ántero posterior y lateral– al movilizarse las costillas. En consecuencia, los pulmones se expanden.

Al aumentar los pulmones de tamaño, el aire contenido dentro de ellos logra más espacio por lo que desciende la presión intrapulmonar en relación a la presión atmosférica. Cuando esas presiones se igualan comienza la espiración. El retorno de todas esas estructuras a la posición de equilibrio se produce de una forma pasiva. Así disminuye el tamaño del tórax y los pulmones sufren un retroceso elástico que origina el aumento de la presión intrapulmonar reiniciándose el ciclo respiratorio.

El músculo inspiratorio más importante es el diafragma; en una respiración tranquila desciende alrededor de un cm, pero en una inhalación forzada puede descender hasta 10 cm (Aronson, 1990).

La inspiración ocupa un tercio de la respiración completa y la espiración dos tercios. La respiración se vuelve activa en el intento fonatorio cambiando radicalmente. Mientras en la respiración pasiva usamos 0.5 litros de aire en cada inhalación y exhalación; para hablar usamos 1.2 a 1.5 litros de aire. La segunda diferencia es la frecuencia respiratoria: 16 a 18 ciclos por minuto (pasiva) y 8 ciclos por minuto en la activa, pudiendo sostenerse la fonación hasta por 40 segundos. En la respiración pasiva sólo es activa la fase inspiratoria, es decir que interviene la acción muscular, mientras que en la fase espiratoria ocurre por retorno al reposo de las fuerzas elásticas del tórax.

La inspiración para el habla requiere la acción del diafragma y de los músculos intercostales externos. Cuando se necesita forzar la entrada de aire se utilizan músculos accesorios. En la espiración para el habla participan dos grupos musculares: los intercostales internos y los músculos abdominales.

Tipo y modo respiratorio

Neira L. y muchos autores insisten en la clasificación de los tipos respiratorios, clasificando por ejemplo en
1- Clavicular
2- Costal superior
3- Medio o costodiafragmático
4- Inferior o abdominal

Al hablar de "tipo respiratorio" se hace referencia al mecanismo empleado, o más bien, a las zonas músculo esqueléticas puestas en acción.

El mejor entrenamiento respiratorio será, para el profesional de la voz, aquel que mejor refleje el proceso fisiológico de la manera más natural posible.

Por lo tanto, hablaremos del tipo respiratorio más conveniente para una óptima función vocal refiriéndonos al costodiafragmático abdominal, que hace referencia en su denominación a las estructuras que naturalmente tendrán el protagonismo en una dinámica respiratoria saludable y libre de tensiones.

Neira L, expone los siguientes conceptos:
- Capacidad respiratoria: cantidad de litros (cm cúbicos) que almacenan los pulmones siendo en la mujer, de altura

y peso promedio, aproximadamente de 3.5 litros y en el hombre 4,5 litros.
- Volumen corriente: volumen de aire que ingresa y egresa en cada movimiento ventilatorio. Éste no es constante, puede ser aumentado o disminuido voluntariamente.
- Volumen de reserva (inspiratorio y espiratorio).
- Capacidad vital: máxima cantidad de aire que se puede movilizar en un movimiento ventilatorio.
- Capacidad pulmonar total: volumen de aire que hay en el pulmón al final de una inspiración máxima.
- Capacidad inspiratoria: máxima cantidad de aire que se puede inspirar luego de una espiración tranquila.
- Capacidad residual funcional: volumen de aire contenido en el pulmón luego de una espiración tranquila.

Se debe entrenar a fin de lograr aumentar la capacidad respiratoria, pero no sólo es necesario que pueda almacenar más cantidad de aire en sus pulmones, sino que pueda hacer uso correcto de éste, regularlo y dosificarlo voluntariamente en un principio, para luego lograr la automatización (calidad respiratoria)

El movimiento inspiratorio no debe ser con apertura intercostal provocada ya que para producir esta expansión se debe poner tensión desde la zona pubiana hacia arriba, produciendo así una contracción de los músculos abdominales bajos. Éstos músculos no deben ni tensarse ni relajarse sino desplazarse naturalmente cuando el diafragma desciende con la entrada del aire, porque es desde ésta zona muscular y no desde más debajo de donde se debe trabajar la respiración. Este trabajo implica el desarrollo de los mecanismos naturales del sujeto, a fin de desarrollar sus posibilidades al máximo, trabajándolas en forma racional, en un principio, para luego hacerlas parte de él en forma automática. Tomar conciencia y respetar las leyes de la naturaleza. Ese es el secreto para que una persona pueda disponer de su voz como un instrumento que responda a sus necesidades y contribuya a su higiene y cuidado.

Modos respiratorios

Se entiende por modo respiratorio la manera en que se toma y se expulsa el aire. Estos modos pueden ser:

Nasal – nasal.
Nasal – bucal.
Bucal – bucal.
Bucal – nasal

El modo respiratorio en la práctica vocal.

Observando las estructuras que conforman el sistema respiratorio, podemos sacar algunas conclusiones de las ventajas y desventajas de uno u otro modo de incorporar el aire al cuerpo.

Las fosas nasales poseen una mucosa (membrana húmeda) con abundantes vellos (capacidad de filtrar) y glándulas (precipitar). Tienen dos orificios anteriores, que son los orificios de entrada del aire del exterior o del medio ambiente y otros dos orificios posteriores (coanas), que dan a la rinofaringe, son orificios interiores.

Por dentro, las fosas nasales tienen una pared medial que se denomina tabique nasal, y una pared lateral, que presenta los llamados cornetes nasales. Las fosas nasales están recubiertas de una mucosa, como un tapiz. La corriente de aire que se forma cuando inspiramos por nariz llega a una zona muy alta dentro de ellas, donde se encuentra el órgano de la olfación.

Como ventajas de la inspiración nasal podemos decir que:

El aire es humidificado, y pasa en condiciones óptimas de humedad, hacia la laringe. Este aire es también filtrado, dejando en la nariz o fosas nasales, todas las partículas que son dañinas. Este filtro resulta útil para la prevención de alergias y procesos asmáticos. El aire también es "calentado", es decir, penetra dentro de las fosas nasales a una temperatura ambiental y con el contacto de la mucosa, adquiere la temperatura corporal.

En condiciones ambientales no favorables tales como; bajas temperaturas, ambientes climatizados (aire seco) y ambientes contaminados, el inspirar por la nariz, proporciona al organismo mejores condiciones, dado que humidifica, filtra y caldea el aire. El aire que ingresa al cuerpo por la boca, se encuentra con un acceso mucho más directo a las estructuras faríngeas y laríngeas. Por lo tanto, es deducible que el modo inspiratorio nasal, es más saludable. No obstante, también requiere un tiempo inspiratorio mayor que el modo bucal. En la práctica vocal, el ingreso de aire por nariz, será más factible durante los silencios, las pausas prolongadas y todo el tiempo de no uso vocal. Por tanto, la incorporación del aire por la boca, será "a demanda", es decir, cuando las características de la frase (por sus pausas y sus tiempos) así lo requieran. En las inspiraciones nasales, será fundamental procurar que las aletas de la nariz no sean aspiradas, es decir, que no se adhieran al tabique, reduciendo así el canal de ingreso del aire, sino que por lo contrario, se mantengan en su posición natural, o mejor, se abran para permitir el ingreso del flujo aéreo.

La tendencia inspiratoria durante el canto, evita la utilización activa de los músculos espiratorios, de modo que el cuerpo queda libre y flexible para su expresión emocional. El desarrollo de la voz, guiado de este modo, lleva a una progresiva apertura, sensibilidad, movilidad y equilibrio, lo que motiva al alumno a continuar su ejercitación diariamente, por su cuenta, ya que le produce bienestar y le permite crecer como cantante. (Parussel R., 1999).

Los ejercicios respiratorios tienen por finalidad aumentar la amplitud, la velocidad y el silencio del tiempo inspiratorio y regular la espiración, de manera que ésta pueda ser controlada conscientemente el mayor tiempo posible en fuerza y continuidad. Se propone lograr que movimientos habitualmente inconscientes sean controlados por la voluntad, hasta que ciertas sinergias o movimientos agregados anormales e innecesarios, sean eliminados y pueda volverse a la automatización de los valores normales. Por ejemplo: eliminar el elevamiento de los hombros o las inspiraciones bucales tensas y ruidosas. Pero es importante comprender que la ejercitación respiratoria debe realizarse con miras a la recuperación de la función vocal. (Segre – Naidich, 1979)

Función del apoyo respiratorio

Numerosas son las imágenes con las que trabajan los maestros de canto, actuación, locución, docentes y fonoaudiólogos, para trabajar el concepto de apoyo respiratorio. Desde una mirada funcionalista y fisiológica, vamos a concebirlo como una sinergia muscular, como un mecanismo que necesitamos "activar" para alcanzar mayor eficiencia en el desempeño de la actividad vocal demandante.

Para los fines elementales de soporte de la vida, el mecanismo que el ser humano emplea en los ciclos respiratorios, carece de técnica, y es natural. La demanda del apoyo respiratorio tiene su razón de ser en una exigencia de mayor rendimiento, tal como lo es el canto.

En esta sinergia muscular de la que hablamos, los protagonistas serán los músculos "inspiradores" en antagonismo con los "espiradores".

Sintéticamente podríamos decir que el apoyo respiratorio consiste en mantener activa la función de los músculos inspiratorios en el momento de la espiración.

De esta manera, la apertura de la caja torácica conseguida durante el acto inspiratorio, podrá perdurar la mayor cantidad de tiempo posible durante la espiración fonatoria, permitiendo así, que el diafragma actúe en su función de regulador de la columna de aire y la presión necesaria.

Emisión vocal:

Para Morrison M. (1998) la Técnica Vocal es el modo de utilizar los órganos fonadores en la voz cantada sobre la base de automatismos neurológicos sensoriales y motrices que se adquieren por entrenamiento y que permiten un rendimiento vocal adecuado en cuanto a frecuencia , intensidad y timbre, sin fatiga vocal.

La verdadera técnica es aquella que tiene en cuenta y se adapta a las limitaciones y posibilidades del alumno, generando progresos vocales paulatinos sin esfuerzo.

La adecuación del mecanismo respiratorio y el entrenamiento del mismo favorece un mayor control del soplo espiratorio- fonatorio y "sensibiliza" la zona costal, diafragmática y abdominal. A la vez, ello debe relacionarse con un concepto dinámico de la relajación, que no implique nunca abandono sino el encuentro con el tono necesario para trabajar. Deberá estimularse la disociación de acciones, ya que hombros, cuello, laringe, faringe y lengua deben actuar con flexibilidad y sin tensiones.

Como cierre del capítulo se integran y correlacionan las modalidades de manifestación de los descriptores y su semiología fonatoria. También se proponen los procedimientos que permiten su análisis y los recursos de los que se deben disponer.

Descriptores	Semiología Fonatoria	Análisis de la Voz Procedimiento	Recursos
Gama tonal(Hz) Registros Tono habitual. Variabilidad entonación. Extensión vocal. Tesitura.	Extensión vocal acortada. Tono habitual modificado. Ausencia de registros.	Extensión tonal de la voz. Tono conversacional. Registros vocales. Fonetometría y Laboratorio de la Voz.	Teclado o instrumento musical temperado.
Rango de intensidad Fonatoria-Intensidad Habitual – Variabilidad Normal-Suave-Fuerte	Intensidad disminuida o aumentada	Fonetometría Laboratorio de la Voz. Rango de Intensidad Fonatoria (RIF).	Decibelímetro
Inicio- cuerpo- filatura	Aparición de quiebres en la emisión. Ataque vocal duro o soplado Caract. Claro-oscuro, velado, soplado.	Evaluación del timbre. Escala GRBAS y RASAT Cociente fonatorio. Tiempo máximo de Fonación /a/ /i/ /u/	Cronómetro. Laboratorio de la Voz.

Ilustración 6: correlacionan las modalidad de manifestación de los descriptores, su semiología los procedimientos que analizan la voz y los recursos para su abordaje.

Comentarios finales

La integración de las miradas que interpretan como se procesa el input que llega desde el entorno sonoro y los modos de caracterizar y analizar la voz tienen un abanico de posibilidades amplio y aun sin un dictamen absoluto. La intención de integrar en este libro ambas miradas implica cuán complementarias son y cuán involucradas están una de la otra.

Para el fonoaudiólogo la tarea cotidiana consiste en el análisis especializado y a veces fragmentado de la audición y la voz en un sujeto y la integración de esas visiones parciales en propuestas de intervención de estimulación y/o terapéuticas. Esta manera de segmentar el análisis en informaciones integrantes de un evento mayor, sólo es posible si sabemos lo abarcativo que es el evento que las incluye. La dinámica de reducir y enfocar la mirada en un parámetro y luego ampliarla en una conducta coloquial es parte del quehacer profesional y es un arte lograrlo.

Bibliografía

Abutalebi, J. Neural aspects of secondlanguagerepresentation and language control. Acta psychologica, 2008; 128: (3), 466-478.

Abutalebi J, Green, D. Bilinguallanguageproduction: Theneurocognition of languagerepresentation and control. Journal of Neurolinguistics; 2007: 20(3), 242-275.

AlarconNeve, L J. El fenómeno del bilingüismo y sus implicaciones en el desarrollo cognitivo del individuo. Revista de Investigación Educativa, Universidad Veracuzana [revista electronica] 2008; 1 (consultado 02/03/2013). http://148.226.12.104/bitstream/123456789/5768/1/el_fenomeno_del_bilinguismo.htm

Almirall Hernández P. El paradigma dinámico en Salud Ocupacional. Revista Cubana de Salud y Trabajo 2007;8(2):59-68

Aronson, A Bless, D "Clinicalvoicedisorders" Thieme Medical Publishers, Inc. 2009 ISBN-13: 978-1588906625 ISBN-10: 1588906620 4th edition

Asuaje, RA (2002). Ritmo y DURACIÓN silábica en el español Hablado en los llanos venezolanos. Lengua y habla, 7 (1), 37-56.

Bartolotti J, Marian V. El aprendizaje de idiomas y el control en los monolingües y bilingües. La ciencia cognitiva 2012; 36(6): 1129-1147.

Bonfim de Lima, Camargo, Z A, Ferreira, L P, Madureira, S. Qualidade vocal e formantes das vogais de falan-tes adultos da cidade de joãopessoa. Revista CEFAC: 2007; 9(1), 99-109.

Borzi C. García Jurado M.A. Monosílabos en español: acentuación gráfica anómala. In Annals of theUniversity of Craiova. Series Philology. Linguistics ; 2012. p. 40-60.

BORESMA, P. & D.WEENIK (1992-2010): PRAAT. Doingphoneticsbycomputer.

Institute of PhoneticSciences. Univ. Of Amsterdam. http://www.praat.org.

Boersma, P. Praat, un sistema para hacer fonética por ordenador. Glot International (2001). 5:09.10.341-345

Brizuela M, Ferriozzi F, Serra SV. Principios Fonoaudiológicos. 1° ed. Córdoba. Brujas; 2009 29-104

Brown TT, Lugar HM, Coalson RS, Miezin FM, Petersen SE, Schlaggar BL. Cambios del desarrollo en la organización funcional cerebral humana para la generación de textos. Cerebral Cortex 2005; 15(3): 273-290.

Bronkhorst, Adelbert W. (2000). "El fenómeno del cóctel: una revisión de inteligibilidad del habla en múltiples hablador Condiciones".*Acta Acusticaunited con Acustica***86** : 117-128.

Borg, E., y Stephens, D. (2003). Síndrome de King-Kopetzky a la luz de un marco conceptual ecológico: El Síndrome de King-Kopetzky a la luz de Un trabajo ecológico conceptual. *Revista internacional de audiología ,42* (6), 312-318.

Burquest, D A. Análisis fonológico. Tercera Edición, 2006 Dallas: SIL e-Books 17 © SIL Internacional

Bustos Sánchez, I "La voz. La técnica y la expresión" 2da edición revisada y ampliada 2012.Editorial PAIDOTRIBO ISBN: 978-84-8019-727-4

Castro-Sierra E. Actividad cerebral en la percepción y retención en la memoria de la altura tonal del lenguaje y la música. Cuadernos Interamericanos de Investigación en Educación Musical 3.006 (2009)

Camargo, Thatiana Francisco de, Daniela Aparecida Barbosa, and Lídia Cristina da Silva Teles. "Phonetography characteristics of choristers with different vocal classifications." Revista da Sociedade Brasileira de Fonoaudiologia 12.1 (2007): 10-17.

Cañete, Oscar. "Desorden del procesamiento auditivo central (DPAC)." *Revista de otorrinolaringología y cirugía de cabeza y cuello* 66.3 (2006): 263-273.

Canción J, Skoe E, Banai K, Kraus N. Capacitacion para mejoraar la audicion en ruido: mecanismos biologicos. Cerebracortex 2011. doi: 10.1093/cercor/bhr196

Cestero S P. El portafolio como instrumento evaluador de la formación de los profesores de ELE: ejemplo de aplicación. In XVIII Congreso internacional de la asociación enseñanza del español como lengua extranjera- ASELE; 2008; Alicante. p. 468-475.

Cifarrelli V, Rubio H, Martínez O. Trabajadores y salud laboral a la conquista de la salud en los lugares de trabajo-talleres de estudios laborales. 2011.

Cristiani, H. Bases de matematicas y fisica para audiologos.LibreriaAkadia. Argentina.2014

Duran HJ. La relevancia del idioma español en el proceso de generación de empresas multinacionales. In Acta de Congreso Internacional de la lengua española. (consultado 24 de junio 2009). Disponible en:http://www.actaslengua.org/subir/poneneica.duran

Dubno J, Ahlstrom J, Horwiz A. AdvantageBinaural para adultos jóvenes y mayores con audición normal. Journal of Speech, Language, and hearinginvestigation. 2008; 51: p. 539-556.

Escudero P. Vasiliev P. Cross-idioma similitud acústica predice asimilación perceptiva de inglés de Canadá y canadienses vocales francesas. Thejournal of theacousticalsociety of America 2011; 130 (5)http://dx.doi.org/10.1121/1.3632043

Escudero P, Boersma P. Cerrar la brecha entre la investigación y la percepción del habla L2 teoría fonológica. Los estudios en adquisición de segundas lenguas SSLA 2004: 26.4 551-585.

ElgströmMisol E, Fonetometría: una propuesta de protocolo.Phonica, vol 2, 2006

Farías, P "Ejercicios para restaurar la función vocal. Observaciones clínicas" 2007 Editorial AKADIA ISBN_10: 987-570-048-7   ISBN-13: 978-987-570-048-2

Farías, P "La disfonía ocupacional" 2012 Editorial AKADIA ISBN: 978-987-570-199-1

Festman J, Rodríguez-Fornells A, Munté T. Individual differences in control of languageinterference in late bilinguals are mainlyrelated to general executiveabilities.» Behavioral and brainfunctions 2010; 6.5

Fonseca Oliveira Aline Análisis de la interlengua fónica. PHONICA, , 2007 vol. 3; 3-31

http://www.publicacions.ub.edu/revistes/phonica3/pdf/articulo_01.pdf

Fuente A, McPherson B. Pruebas de procesamiento auditivo en adultos de habla española: un estudio inicial. International Journal of Audiology. 2006; 45(11): p. 645-659.

Fuente Adrian Exposición a solventes y disfunción auditiva central: Revisión de la evidencia científica .Rev. Otorrinolaringol. Cir. Cabeza Cuello 2010: 70,.3 : 273-282 http://dx.doi.org/10.4067/S0718-48162010000300012

http://www.scielo.cl/scielo.php?script=sci_arttext&pid=S0718-48162010000300012

Furmaski H. Implante cocleares en niños: rehabilitación auditiva y terapia verbal. Nexus Medica.2003

Garrido, J. Variación y oralidad en la enseñanza del español 'Spanishisdifferent' Introducción al español como lengua extranjera de JC Moreno Cabrera.Círculo de lingüística aplicada a la comunicación 2012:48; 77-87

Goldberg E. Hemispheredifferences in theacquisition and use of descriptivesystemsDepartment of Psychiatry, Downstate Medical Center, StateUniversity of New York USA. Brain and Language 1981; 14: 144–17.

Gómez Ruiz M I. Bilingüismo y cerebro: mito y realidad. Neurología 2010; 25: 443- 452

Guerra, E. Bilingüismo: hallazgos y repercusiones metodológicas en neurociencias. Revista Chilena de neuropsicología; 2007:2(2), 44-55.

Guijarro, J.L. Idioma, lengua, lenguaje, y otras cosas del mensaje. Publicado en *Estudios de la Universidad de Cádiz ofrecidos a la memoria del Profesor Braulio Justel Calabozo* 1998. Pgs.111-118

Gurlekian, J. A y Facal, M A: Modelo de Informe Fonoaudiológico para el Análisis Acústico de Patologías de Habla. Fonoaudiológica, 1995.41-1; 54-68.

Hamel F. La interacción entre los estudiantes adultos del sexo y del inglés como segunda lengua y la reflexión metalingüística. Montreal: Archivos de la Facultad de Ciencias Humanas. Universidad de Quebec, Dpto. de Lingüística. ID: 2677- 2010

Hartsuiker, Schoonbaert, Pickering: *Lexical and sintacticaccess in bilingualLanguageproduction*[en línea] Publicaciones de Universidad de Edinburgo [consultado 22 de septiembre 2009] URL http://www.psy.ed.ac.uk/people/martinp/pdf/29-Lexical-and-syntactic-access.pdf

Heredia R, Altarriba, J. Bilinguallanguagemixing: Why do bilingualscode-switch?.CurrentDirections in PsychologicalScience; 2001:10(5), 164-168.

Iruela, A. (1993): La adquisición de la fonología de segundas lenguas: el caso del
vocalismo español adquirido por holandeses. Memoria de máster, Departament de
Didàctica de la Llengua i la Literatura, Universitat de Barcelona.

Iruela, A. (2004) Adquisición y enseñanza de la pronunciación en lenguas extranjeras. Tesis doctoral. UB. Barcelona.

Ivády RE. Aprendizaje Implícito y segundo idioma de adquisición. Periódicos de cognición implícita 2007; 11: 1-8.

Jackson-Menaldi "La voz patológica" 2002Editorial PANAMERICANA ISBN:950-06-1111-2 ISBN: 84-7903-543-9

Jackson-Menaldi "La voz normal" 1992 Editorial PANAMERICANA ISBN: 950-06-1108-2

Katz J, Medwetzky L, Burkard R, Hood L. Handbook of clinicalaudiology. Sexta Edición. Baltimore, Philadelphia, Lippincott Williams &Wilkins; 2009;64-77

Kraus N, Chandrasekaran B, Music training forthedevelopment of auditoryskills. NatureReviews Neuroscience.2010; 11 (8) 599-605

Kirsta L. J, Trent N, Zeckar S, Krauss N. Plasticidad del desarrollo en el tronco cerebral auditivo humano. TheJournal of Neuroscence. 2008.

Krizman, J, Marian, V, Shook, A, Skoe, E, Kraus, N. Subcortical encoding of soundisenhanced in bilinguals and relates to executivefunctionadvantages. Proceedings of theNationalAcademy of Sciences; 2012:109(20), 7877-7881.

Krizman J, Skoe E, N. Kraus. Las diferencias de sexo en la función auditiva. subcortical. Neurofisiología Clínica. 2011; 123: 590-597.

Le HucheAllali "La voz" 2003 2003 Editorial MASSON ISBN: 84-458-1252-1

López Varón, A. Fosilización y adquisición de las segundas lenguas. [online] (consultado 1-7-2009)101-129 URL:http://human.kanagawa-u.ac.jp/gakkai/publ/pdf/no166/16609.pdf

Landone E. Plurilinguismo y pluriculturalismo en el portfolio Europeo de las Lengua. Moss Palabras Words 2004; 5: 33-52.

Luceño Moreno L, García J M, Jaén M. De factores psicosociales en el entorno laboral. EduPsykhé 2005; 4(1): 19-42.

Malavé L. Fundamentos Cognoscitivos: La Enseñanza del Inglés Como Segundo Idioma Mediante un Enfoque Multidisciplinario. NYSABE Journal 1996;(11).

Mägiste E. Cambios evolutivos en el patrón de lateraliación en dos grupos de inmigrantes. Infancia y Aprendizaje. JournalfortheStudy of Education and Developmen 1987; N°39-40: 27-38.

Martínez Celdrán E. el sonido en la comunicación humano. Introducción a la fonética. Editorial Octaedro. Segunda edición revisada. 2003

MechelliA, Crinion JT, Noppeney U, O'DohertyJ ,Ashburner J, Frackowiak RS, Precio CJ. Neurolingüística: plasticidad estructural del cerebro bilingüe. Naturaleza 2004; 14 (431): 7010- 757.

Mathews K L, Brown, Y Halgren, E. Dinámica espacio-temporal de la palabra bilingüe procesamiento. Neuro-imagen 2010; 49(4): 3286-3294.

Maneiro JM, Sotelsek D. La Caracterización Económica de la lengua y Su Relación Con el capital social. Revista Internacional de Sociología 2009; 67(3) doi: 10.3989/ris.2008.02.24

MechelliA , JT Crinion , Noppeney U , J O'Doherty , J Ashburner , RS Frackowiak , Precio CJ. Neurolingüística: plasticidad estructural del cerebro bilingüe.. Naturaleza. 2004 Octubre; 431: p. (7010): 757.

Meliá JL, Nogareda C, Lahera M, Duro A. Peiró JM, Salanova M, Gracia D. Principios Comunes para la Evaluación de los Riesgos Psicosociales en la Empresa. Perspectivas de intervención en riesgos psicosociales. Evaluación de riesgos. 1° ed. Barcelona Foment del treball Nacional 2006 , 1-36.

Mompó L, Aldanas G, Vilas, Casanova Sotolongo L, Casanova Carrillo P, García Gutiérrez. C. Influencia del estrés ocupacional en el proceso salud-enfermedad. Revista cubana Médica. 2003 abril-junio; 32(id:387093).

Morelli M. Estudio de la ambigüedad en interpretación simultánea español-italiano. Facultad de Traducción e Interpretación Universidad de Granada [revista electrónica] 2005; 1 (consultado 14/03/2012) 99-108. url:http://www.ugr.es/~greti/puentes/puentes5/09%20Mara%20Morellil.pdf

Morrison, M Rammage, L "Tratamiento de los trastornos de la voz" Editorial MASSON 1996 ISBN: 84-458-0384-0 versión española ISBN: 0-412-35090-4 Edición original.

Mozillo I. Code-switching: fenômenoinerenteaofalantebilíngue. PAPIA: Revista Brasileira de Estudos e Crioulos Similares. 2009; 19: 185-200.

Naidich, S.: Tratamiento de la patología vocal en el cantante, Rev. Fonoaudiológica, 20, 1974

Nomura, M. Bilingualism and multilingualism: A study of codeswitching.

TheBulletin of the International Student Center, Kobe University; 2003: 8.

Okuniewska H. Impacto de la segunda competencia lingüística en la tarea Stroop Polaco-Inglés bilingüe. Psychol. Lang 2007; 11: 49-63.

Padilla E, García, X. A. El lugar de la pronunciación en la clase de ELE. In Las destrezas orales en la enseñanza del español L2-LE: XVII Congreso Internacional de la Asociación del Español como lengua extranjera (ASELE): Logroño 27-30 de septiembre de 2006 (pp. 871-888). Universidad de La Rioja.

Parra, Manuel. "Conceptos básicos en salud laboral." *Santiago de Chile: Oficina Internacional del Trabajo, OIT* (2003).

Parrussel, R: Querido maestro, querido alumno, EdicionesGCC,Bs. As., 1999.

Persson J, Welsh K M, Jonides J, Reuter Lorenz P A. Cognitive fatigue of executiveprocesses: Interactionbetweeninterferenceresolutiontasks. Neuropsychologia 2007; 45(7), 1571-1579.

PhillipsonR.Lingua franca o linguafrankensteinia?Inglés en la integración europea y la globalización. Mundial Ingleses. 2008; 27: 250-267 DOI: 10.1111/j.1467-971X.2008.00555.x

Porto, J. G. Una visión del Marco común europeo de referencia para las lenguas a través de mapas conceptuales. Glosas didácticas: revista electrónica internacional de didáctica de las lengua y sus culturas, 2005 (14), 2.

Rabine, E. y Jacob, P. El entrenamiento funcional de la voz, apuntes de jornadas del método Rabine, Jornadas Centro de trabajo Vocal, 2002

Roberts R, Lister J. Efectos de la edad y la pérdida de la audición sobre la detección de las deficiencias y el efecto de precedencia: Los estímulos de banda ancha. Journal of Speech, Language, and thehearingInvestigation 2005; 48: 482-493.

Ruiz, Miguel Mateo. "Protocolo para la extracción de datos tonales y curva estándar en Análisis Melódico del Habla (AMH)." *Phonica* 6 (2010): 4-42. url: http://www.publicacions.ub.edu/revistes/phonica6/documentos/702.pdf

Salesa E, Perello E, Bonavida, A. Tratado de audiología. Barcelona. Editorial Masson; 2005. 127-143

Salamova M, Llorens S. Estado actual y retos futuros en el estudio del Burnout. Papeles del Psicólogo 2008; 29: 59-67.

Samelli, A G Schochat, E. Processamento auditivo, resolução temporal e tests e de detecção de gap: revisão da literatura:[revisão]. Revista CEFAC; 2008: 10(3), 369-377.

Serra SV. Fonoaudiológicamente. 1° ed. Córdoba. Brujas 2008.87-94

Serra SV. Fonoaudiología, Atención al paciente. 1st ed.: Brujas; 2009.103-108; 155-157

Serra SV, Brizuela ML, Serra MA, Garcia M, Nieva JP, NoceraDiaz A. Desempeño audtivo en la resolución temporal de detección de gaps en ruido.

(abstract) Suplemento de la Revista de la Facultad de Ciencias Médicas. 2013; 70(1) en prensa

Serra SV,Brizuela ML, Lucini MB, Serra MA, Baydas LA, Soria EA Desempeño bilingüe condicionado laboralmente y definido el cierre auditivo en hispanoparlantes (abstract) Suplemento de la Facultad de Ciencias Médicas. 2011; 68(1): p. 144.

Serra SV, Buonanotte F, Frankel L. Bilingüismo laboral: usos del inglés como herramienta de trabajo.(abstract)Suplemento de la Revista de la Facultad de Ciencias Médicas de la UNC. 2011; 68(1): 17

Serra SV, Velazquez C, Avarece M, Garcia M, Nieva JP. Desventaja comunicativa por el uso de teléfono celular en pacientes con hipoacusia neurosensorial (abstract) Suplemento de la Revista de la Facultad de Ciencias Médicas de la FCM UNC. 2013; 70. En prensa

Serra et al:Manual de audiología en Fonoaudiología. 2012 OCW-UNC
http://www.ocw.unc.edu.ar/facultad-de-ciencias-medicas/audiologia

Segre-Naidich: Principios de foniatría , Editorial Médica.Panamericana, 1979.

Soria EA, Nores ML, Díaz MP, Kremer LE. Effect of a healthcaregender gap onprogression of HIV/AIDS definedbyclinical-biologicalcriteriaamongad ultsfromCordoba City (Argentina) from 1995 to 2005. Gaceta Sanitaria 2010; 24: 204-208

Soria MS. Nuevas tecnologías y nuevos riesgos psicosociales en el trabajo. Revista digital de seguridad y salud en el trabajo 2007; 1: 1-21.

Schoonbaert S, Duyck W, Brysbaert M, Hartsuiker RJ. Semantic and translationprimingfrom a firstlanguage to a second and back: Makingsense of thefindings. Memory&Cognition 2009; 37(5) 569-586.

Song J, Skoe E, Wong P,Kraus N. Plasticity in theAdult Human AuditoryBrainstemfollowing Short-termLinguistic Training. Journal of cognitiveNeurocience 2008;20 (10) 1892-1902

Skoe E, KrausN.AuditoryBrainStem Response to ComplexSounds: A Tutorial. Ear&Hearing. 2010; 31(3).

Taleisnik S. Neurogénesis. Primera Edición. 2012. Córdoba: Encuentro Grupo Editor.146-150

Tallal P. Improving neural response to soundimprovesreading. Proceeding of thenationalAcademy of Sciencies of UnitesStates of America. 2012; 109(41): p. 16406 – 16407.

Tomasini, María Cecilia. "El fundamento matemático de la escala musical y sus raíces pitagóricas." (2007).

Torras M. La interlengua en los primeros estadios de aprendizaje de una lengua extranjera (inglés). Source: Comunicacion, Lenguaje y Educacion 1994; 6-4.

Treviño Ortega B S. Algunas reflexiones sobre las deficiencias en el aprendizaje de un segundo idioma. Revista UNAVance 2011; 1: 25–28.

Trujillo Sáez F. En torno a la interculturalidad: reflexiones sobre cultura y la comunicación para la didáctica de la lengua. Porta linguarum 2005;(4) 1-15

Urbina Criado M, Navas López J. El capital intelectual en la empresa análisis de criterios y clasificación multidimensional: Economía industrial. 2002; 346: 163-172 URL: : http://dialnet.unirioja.es/servlet/articulo?codigo=716729

Valencia Garcia G et al. Tiempo y espacio: Miradas múltiples Mexico: Centro e Investigaciones interdisciplinarias en Ciencias y Humanidades, UNAM; 2005.

Wigglesworth Chin Bee. Estudios en la adquisicion de la segunda lengua. Journal Cambridge Online. 2009; 31(1): p. 127-128.

Wong, PC, Skoe, E. Russo, NM, Dees, T., y Kraus, N. Experiencia musical formas de codificación cerebral humana de los patrones de tono lingüísticos.. NatureNeuroscience. 2007; 10(4): p. 420-422.

Zhao y Stephens, *Una revisión crítica del síndrome de King- Kopetzky: dificultades de audición, pero audición normal?*Informa Healthcare 2007; 5 (2),119-124. (doi: 10.1080/16513860701296421

Záňová, S.Code-switching as a CommunicativeStrategy in BilingualChildrenBachelor's Diploma. 2011

Reimpreso por Editorial Brujas • marzo de 2017 • Córdoba–Argentina

www.ingramcontent.com/pod-product-compliance
Lightning Source LLC
Chambersburg PA
CBHW080546220526
45466CB00010B/3052